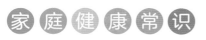

腰痛防治超图解

〔日〕柳本繁，冈田英次朗 **主**编

王玉英　张楠 **译**

U0217126

中国纺织出版社有限公司

图书在版编目（CIP）数据

腰痛防治超图解 ／（日）柳本繁，（日）冈田英次朗
主编；王玉英，张楠译. -- 北京 ： 中国纺织出版社有
限公司， 2020.7
　（家庭健康常识）
　ISBN 978-7-5180-7386-3

Ⅰ. ①腰… Ⅱ. ①柳… ②冈… ③王… Ⅲ. ①腰腿痛
—防治—图解 Ⅳ. ①R681.5-64

中国版本图书馆CIP数据核字（2020）第076551号

原文书名：ウルトラ図解 腰ひざの痛み
原作者名：柳本繁，冈田英次朗
ULTRA ZUKAI KOSHI HIZA NO ITAMI
© SHIGERU YANAGIMOTO / EIJIRO OKADA 2016
Originally published in Japan in 2016 by HOUKEN CORPORATION.
chinese (Simplified Character only) translation rights arranged with
HOUKEN CORPORATION. through TOHAN CORPORATION, TOKYO.
本书中文简体版经HOUKEN CORPORATION.授权，由中国纺织出版社有限公司
独家出版发行。
本书内容未经出版者书面许可，不得以任何方式或任何手段复制、转载或刊登。
著作权合同登记号：图字：01-2018-6173

策划编辑：汤　浩　　责任校对：韩雪丽
责任设计：晏子茹　　责任印制：储志伟

中国纺织出版社有限公司出版发行
地址：北京市朝阳区百子湾东里 A407 号楼　邮政编码：100124
销售电话：010—67004422　传真：010—87155801
http://www.c-textilep.com
中国纺织出版社天猫旗舰店
官方微博http://weibo.com/2119887771
北京通天印刷有限责任公司印刷　各地新华书店经销
2020年7月第1版第1次印刷
开本：880×1230　1／32　印张：5
字数：90千字　定价：39.80元

凡购本书，如有缺页、倒页、脱页，由本社图书营销中心调换

前　言

日本人的平均寿命位居世界之首。

近年来日本人更加重视长寿的质量，对健康寿命这一概念的关心十分高涨。健康寿命是指没有健康上的问题度过日常生活，即不需要护理，靠自己的力量行走、能够自己去做各种各样的事情。

为了能够靠自己的力量活动，脑及内脏的健康自然不必说，在本书中作为话题的腿部和腰部的健康也很重要。腿和腰、手和脚等这些让人身体自由活动的器官叫作运动器官。

运动器官包含从脑部出发的脊髓神经、脊椎、末梢、神经、肌肉、关节、骨等。这其中的任何一个发生异常，身体都不能够正常活动，最终就不能靠自己的力量行动或者生活就会变得不能自理。这也就是要借助他人来帮助的护理生活。

我们把这种运动器官的异常叫作运动障碍综合征，俗称运动障碍。日本关节外科学会推荐防止运动障碍，一生都要靠自己的力量精神抖擞地"走"下去，因此提出了应该注意的事项以及对策。在运动障碍中也包含腰和膝盖的疾病。有引起腰痛的变形性脊椎症和腰部椎管狭窄症，有由骨质疏松引起的脊椎压迫性骨折，有由膝盖痛和步行障碍引起的变形性膝关节症，这些是随着年龄的增长发病也增加的主要运动障碍疾病。

本书将针对这些腰、膝盖的疾病，以简洁明了的语言进行详细地说明，并提出预防运动障碍的方法。

在比较年轻的时候，由于椎间盘脱出、运动、外伤等原因造成的腰和膝盖的疼痛比较多，因此，即使是年轻人也很容易出现腰和膝盖疼痛。本书对腰、膝盖的构造及产生疼痛的结构进行了详细的说明，甚至是对疾病的实际状态进行剖析说明。原本就容易出现疼痛的腰和膝盖、椎间盘、软骨等，随着年龄的增加发生变形，就更容易增加疼痛的频率，如果再恶化的话，日常生活就会变得困难。本书针对随着年龄增长会恶化以及随着年龄增长容易得的疾病也进行了详细说明。记述了产生疼痛之际的对策、去医院看病的时机以及实际的治疗方法，更添加了最新的药物和手术治疗方法。最新医学的进步在运动器官领域也非常显著，对向来束手无策的案例可以比较安全处理的情况也逐渐增加。在手术治疗中创伤少，能够在早期就开始康复治疗出院的情况增加了。

从本书中能够得到最新的知识，在此基础上可以更好地照料自己的身体，恳请大家永远都要过靠自己能力活动的、生气勃勃的生活。如果本书能够有助于延长各位的健康寿命，一生过着幸福的生活，本人将不胜荣幸之至。

东京都济生会中央病院 关节外科主任　柳本繁

2016 年 1 月

第1章 如果腰、膝盖痛的话

腰痛因何而起？了解一下腰的构造吧！   2
- 支撑上半身的脊椎的构造   2
- 掌管运动和知觉的脊髓的构造   4
- 腰是身体的中枢   4

膝盖痛因何而起？了解一下膝盖的构造吧！   6
- 忍受大负荷与运动的膝盖   6
- 膝关节的构造   8

大多数腰痛、膝盖痛的原因   10
- 两个宿命的要因   10
- 引起腰痛的危险因子   12
- 引起膝盖痛的危险因子   12

感觉到腰痛了？   14
- 疼痛的种类和部位检查   14
- 突发疼痛的处理方法   16

感觉到膝盖痛了？   18
- 疼痛的种类和部位检查   18
- 突发疼痛的处理方法   20

这种时候请去医院   22
- 到关节外科接受治疗吧   22

专栏   寝具的选择方法   24

第 2 章　腰痛的原因与症状

腰痛大致分为两种　　26
- 急性腰痛与慢性腰痛　　26

急性腰痛　　28
- 不一定是腰扭伤　　28

慢性腰痛　　30
- 按原因分为四种　　30

主要疾病 1　脊椎压迫性骨折　　34
- 主要原因是骨质疏松症　　34
- 骨质疏松症的治疗　　36
- 压迫性骨折的治疗　　38

主要疾病 2　变形性脊椎症　　40
- 原因是脊椎老化　　40
- 变形性脊椎症的特征及主要症状　　42
- 变形性脊椎症的治疗方法　　44

主要疾病 3　腰部椎管狭窄症　　46
- 主要原因是老化　　46
- 腰部椎管狭窄症的典型症状是间歇性跛行　　48
- 腰部椎管狭窄症的治疗　　50

主要疾病 4　椎间盘脱出　　52
- 椎间盘老化早　　52
- 椎间盘脱出的主要症状是从腰部向下肢扩散的疼痛　　54
- 椎间盘脱出的治疗　　56

主要疾病 5 腰痛症   58
- 原因不明的腰痛的总称   58

主要疾病 6 腰椎分离症、腰椎滑脱症   60
- 原因是运动过度   60

主要疾病 7 变形性股关节病   62
- 股关节疾病加上老化就发病   62

主要疾病 8 变性侧弯症、后弯症   64
- 随着年龄增长脊柱弯曲   64

这些疾病也会引起腰痛   66
- 腰椎变性滑动症   66
- 腰部椎间盘症   66
- 肌筋膜性腰痛症   66

专栏　整骨院与关节外科有何区别？   68

第 3 章　膝盖痛的原因与症状

膝盖痛的原因分为四种   70
- 最多的是变性   70

探索引发膝盖痛的机理   72
- 引起膝盖痛的机理   72
- 膝盖痛的性别、年龄段特征   74

主要疾病 1　变形性膝关节症　　　　　　76
- 不能独自站立的主要原因之一　　　76
- 变形性膝关节症的发展过程　　　　78
- 变形性膝关节症的治疗　　　　　　80

主要疾病 2　关节风湿　　　　　　　82
- 由免疫系统失调引起的　　　　　　82
- 关节风湿的发展过程　　　　　　　84
- 关节风湿的治疗　　　　　　　　　86

这些疾病也会引起膝盖痛　　　　　88
- 特发性骨坏死　　　　　　　　　　88
- 半月板损伤　　　　　　　　　　　88
- 运动过度　　　　　　　　　　　　88

专栏　任何时候都要用自己的脚行走　运动障碍综合征　90

第4章　腰痛、膝盖痛的治疗方法

解除腰痛、膝盖痛的治疗方法　　　92
- 保守疗法和外科疗法　　　　　　　92

治疗腰痛的手术　　　　　　　　　94
- 椎间盘切除术　　　　　　　　　　94
- 减压术　　　　　　　　　　　　　96
- 脊椎固定术　　　　　　　　　　　98
- 椎体形成术　　　　　　　　　　　100
- 其他手术　　　　　　　　　　　　102

治疗腰痛的药 104
● 适当用药 104

神经阻滞疗法 110
● 阻止疼痛的信息 110

治疗膝盖痛的手术 112
● 关节镜下清除术 112
● 高位胫骨切除术 114
● 人工膝关节手术 116
● 半月板切除术、半月板缝合术 118
● 韧带再建手术 118
● 关节固定术 120
● 膝盖积水抽出 120

治疗膝盖痛的药 122
● 关节内直接注入治疗药 122

其他治疗法 126
● 保健品 126
● 贴膏药 126

专栏　坐骨神经痛是什么？ 128

第5章　战胜腰痛、膝盖痛

容易导致腰痛、膝盖痛的生活习惯 130
● 注意正确的姿势 130

灵活使用辅助物品 132
● 按照用途做好选择 132

运动疗法 134

- 腰痛体操预防复发 134
- 膝盖痛体操提高走路机能 136
- 原地动力训练塑造健康身体 138
- 锻炼腰腿的有氧运动 140

在家就能做的按摩法 142

- 加热患处很有效 142

抵御寒冷最适合的沐浴法 144

- 在家就能做的简单温热疗法 144

努力过战胜腰痛、膝盖痛的生活 146

- 以不屈服于疼痛的强烈心情来克服 146

第1章

如果腰、膝盖痛的话

在某种程度上，随着年龄的增长，腰痛、膝盖痛的人越来越多。总说自己"已经老了……"就放弃治疗的人不是也很多吗？在理解腰和膝盖构造的基础上，去寻找解除疼痛的方法吧！

腰痛因何而起？
了解一下腰的构造吧！

支撑上半身的脊椎的构造

因为腰痛而烦恼的人很多，腰痛甚至被说成是用两条腿站立、走路的人类的宿命。无论是谁都有一两次因为腰痛而感到痛苦吧！究竟为什么有这么多人因为腰痛而烦恼呢？首先我们从骨骼的构造来看一下吧！

贯穿我们后背中心，支撑我们身体的骨骼叫作"脊椎"。一般叫作"脊骨"，也叫作"脊柱"。

脊椎由"颈椎""胸椎""腰椎""骶椎"和"尾骨"五部分构成。颈椎有7块、胸椎有12块、腰椎有5块叫作椎骨的小筒状的骨，从颈椎到腰椎是由共计24块椎骨连接起来的。再详细看一下这个椎骨，是由腹侧的"椎体"和背侧的"椎弓"构成的。

在椎体与椎体之间有叫作"椎间盘"的圆盘状软骨，在椎骨受到冲击时，起着缓解冲击的缓冲垫的作用。另外，在后方纵向连接构成"椎间关节"，控制着脊椎的活动。

这些椎体、椎间盘、椎弓，为了不偏离而由韧带连接起来，周围则由肌肉支撑着。就这样，椎骨与韧带、肌肉成为一体，一起支持着脊椎柔软的运动。

脊椎从前面看是笔直的，但从侧面看是呈现缓和的S形曲线。支撑着我们重重的头部并且使其保持平衡，都是多亏了这个曲线。此外，也能缓和运动时带来的振动与冲击。

胸椎 是脊椎的一部分，位于颈椎与腰椎之间，由12块椎骨构成。与肋骨结合在一起，起到保护脊椎、保护内脏、支持上半身的作用。

脊椎的构造

从侧面看呈现缓和的S形曲线

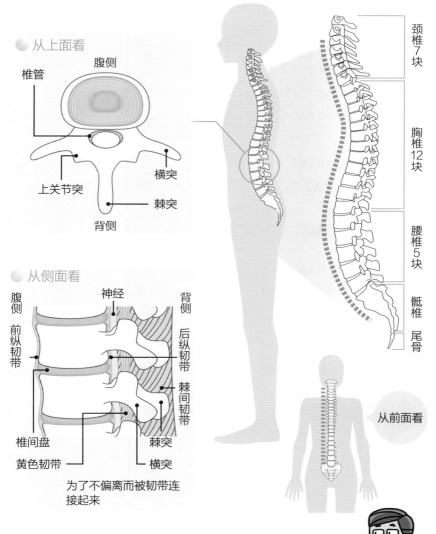

从上面看

椎管
腹侧
横突
上关节突
棘突
背侧

从侧面看

腹侧
前纵韧带
神经
背侧
后纵韧带
棘间韧带
椎间盘
黄色韧带
棘突
横突

为了不偏离而被韧带连接起来

颈椎7块
胸椎12块
腰椎5块
骶椎 尾骨

从前面看

 支撑重重的头部，
为了容易吸收冲击及振动而呈S形。

掌管运动和知觉的脊髓的构造

脊椎不仅可以支撑身体进行活动，也担当着保护与脑神经相连的中枢神经的重要使命。

椎体与椎弓之间有空洞，脊椎纵贯其中，这个叫作"脊椎管"，神经丛脊髓从其中通过。脊髓掌管着运动、知觉、自律神经等非常重要的中枢神经，由椎骨紧紧地守护着。有31对脊髓神经从脊髓左右分开，穿过椎骨与椎骨之间的缝隙延伸到脊柱管外，形成末梢神经遍布全身。这个脊髓神经的根本部分叫作"神经根"。

脊髓在第1腰椎附近分支，成为细小的神经丛。这个神经丛像马的尾巴一样，所以叫作"马尾"。从马尾延伸出的神经支配着下半身的知觉和运动。

腰是身体的中枢

在腰部，从第1腰椎到第5腰椎，有5块椎骨。腰作为身体的中枢，在直立的时候支撑着将近6成的体重。而且，在上半身弯曲、伸展、扭转的时候也是腰椎在工作。

越往腰椎的下方去承受的重量越大，运动量也逐渐增加。所以第5腰椎的负担最重，紧接着是第4腰椎。实际上，容易发生腰间盘脱出的就是第4、第5腰椎。

另外，行走在腰间的马尾是连接下半身末梢神经的起点。经过大腿前面的"大腿神经"、经过背面的"坐骨神经"也是从这里开始延伸的。所以如果腰部有很大负荷的话，就会压迫各种各样的神经，那么就不只是腰，连臀部和腿部等也会出现疼痛。

用语解说　**中枢神经**　成为神经系统的工作中枢的部分，脊椎动物是由脑和脊髓构成。从中枢神经发出的神经叫作"末梢神经"。

行走在腰部的神经结构

腰是由5块椎骨支撑着上半身

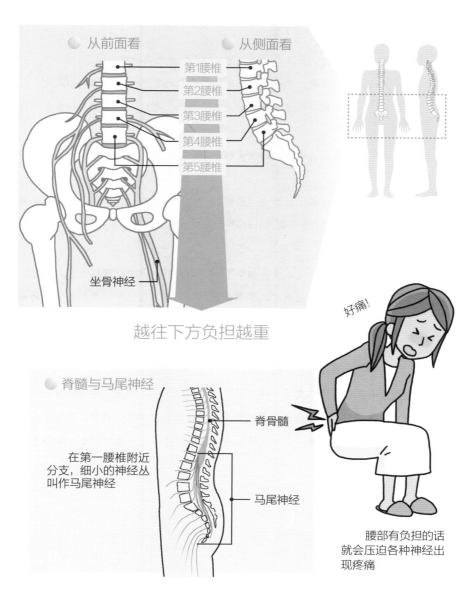

从前面看

从侧面看

第1腰椎
第2腰椎
第3腰椎
第4腰椎
第5腰椎

坐骨神经

越往下方负担越重

脊髓与马尾神经

脊骨髓

在第一腰椎附近分支，细小的神经丛叫作马尾神经

马尾神经

好痛!

腰部有负担的话就会压迫各种神经出现疼痛

5

膝盖痛因何而起？
了解一下膝盖的构造吧！

忍受大负荷与运动的膝盖

腰和骨盆一起支撑着上半身的重量，但承受更大负荷的是膝盖。

据说在走路的时候，单个膝盖承受的负荷大约是体重的2.6倍。如果是在上下楼梯、跑步、跳跃的时候负担就会更重。因此，可以说膝盖是承载非常大的负荷与冲击的关节。

膝关节为什么忍受着如此的重量以及激烈的运动，让我们来看一下它的构造吧！

在膝关节，有大腿上的骨头"股骨"、胫部的骨头"胫骨"、被叫作膝盖盘子的"膝盖骨"这3块骨头。让这些骨头不偏离，将其紧紧连接在一起的是4根强有力的"韧带"。

"前十字韧带"和"后十字韧带"位于膝关节的中央，连接股骨和胫骨，使它们不会前后偏离。还有"内侧副韧带"和"外侧副韧带"压制着膝盖的内侧和外侧，使它们不会内外偏离。

紧挨着胫骨外侧的是细细的腓骨，这个腓骨也由外侧副韧带支撑着。肌肉包围在其四周，支持着膝盖的运动。

韧带本来就是像橡皮筋一样富有柔软性的纤维丛。但是，随着年龄的增长会逐渐地失去弹性。因此，膝盖的弯曲伸展就会变得困难。另外，即使是年轻人，如果由于受伤或者运动对其强加施力受到损伤的话，也会导致功能减退。

 用语解说　**韧带**　是带状的强韧纤维组织，连接在骨与骨之间，起到让关节运动稳定的作用。如果受到强大外力的话会断裂，关节就会产生不稳定性。

关于膝盖的构造以及单个膝盖受到的负荷

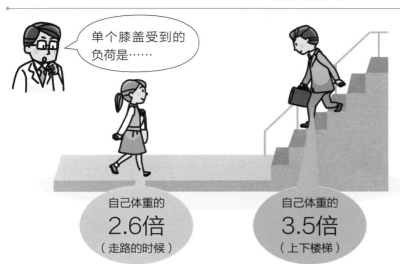

单个膝盖受到的负荷是……

自己体重的
2.6倍
（走路的时候）

自己体重的
3.5倍
（上下楼梯）

膝关节的构造

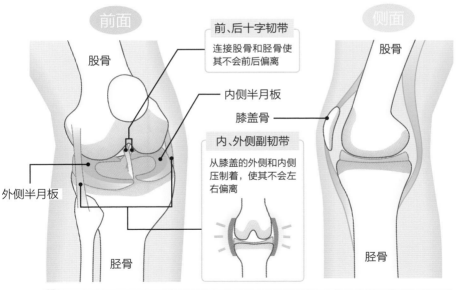

前面

股骨

前、后十字韧带

连接股骨和胫骨使其不会前后偏离

内侧半月板

内、外侧副韧带

从膝盖的外侧和内侧压制着，使其不会左右偏离

外侧半月板

胫骨

侧面

股骨

膝盖骨

胫骨

POINT

如同橡皮筋一般的韧带固定着膝盖，使其不会偏离。

膝关节的构造

膝关节的作用大致可以分为三种，支撑体重、掌管弯曲伸展等运动，还有一个就是在走路或者运动时缓和从地面传来的冲击。

如上所述，3块骨头和韧带使我们能够活动并带给我们安定性。但是在膝关节中还隐藏着叫作"关节软骨"和"半月板"的秘密武器。如同在腰椎的椎间盘一样，这些也同样起到了缓冲垫的作用。

关节软骨大概4毫米厚，覆盖在大腿骨和胫骨的前端，主要成分是叫作"胶原蛋白"和"蛋白多糖"的物质。后者中含有软骨素，起到海绵一样的作用。膝盖受到压力的话，软骨素中含有的充足水分就会渗出，成为滑动很好的结构。多亏这个才能缓和对膝盖的冲击，也能让关节的运动变得很柔软。

半月板也是关节软骨的一种，夹在股骨与胫骨之间。从上面看，就如同它的名字一样是半圆形的，在膝盖的外侧和内侧各有一个。也就是，好像把甜甜圈形状的靠垫切成两半夹在两侧，可以分散和吸收膝盖上受到的力，缓和冲击。

就这样，在关节软骨和半月板这两个缓冲剂的作用下，膝盖承受着每天几千次的弯曲伸展，并且还能够支撑着体重。

还有叫作"关节囊"的带状组织，把整个膝关节包在里面。里面充满了从叫作"滑膜"的组织中分泌出来的"关节液"。关节液是含有透明质酸的光滑液体，起到润滑油的作用。膝盖受到压力的时候，从软骨素中渗出的液体就是这个关节液。

 胶原蛋白　蛋白质的一种，约占所有蛋白质的30%。韧带、肌腱、骨骼、皮肤、肌肉、关节等，广泛分布在全身的组织之中。

膝关节的结构与作用

膝关节缓冲垫的作用

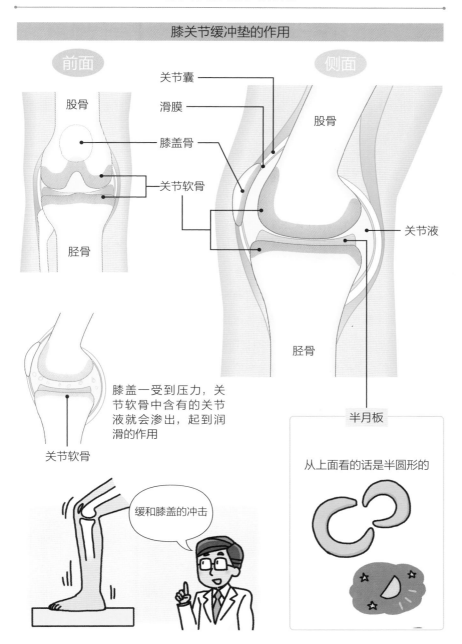

前面

侧面

关节囊

滑膜

股骨

膝盖骨

关节软骨

股骨

胫骨

关节液

膝盖一受到压力，关节软骨中含有的关节液就会渗出，起到润滑的作用

关节软骨

半月板

缓和膝盖的冲击

从上面看的话是半圆形的

胫骨

9

大多数腰痛、膝盖痛的原因

两个宿命的要因

2013年春，日本厚生劳动省研究班发表了大规模调查的结果。结果表明，估计日本全国腰痛的人大概有2800万人，40~60岁的人中有40%都因腰痛而苦恼。

在厚生劳动省的《国民生活基础调查》中也提到，在男性中困扰最多的自觉症状就是"腰痛"，紧接着是"肩膀酸痛"，第五位是"手脚关节痛"。在女性中，排名第一位的是"肩膀酸痛"，第二位是"腰痛"，第三位是"手脚关节痛"。那么，为什么会有这么多人因为腰痛或者其他痛而感到苦恼呢？

其最基本的原因就是用双足直立行走。以前人类的祖先也和其他的脊椎动物一样，是用四肢爬行走路，但是在进化的过程中变成了用双足行走。可以说这个时候虽然获得了能够自由使用的手，但是腰和膝盖的负担也增加了。我们的骨骼从那个时候到现在几乎没有进化，也就是说，用适合四肢爬行的骨骼去双足行走，实在是勉为其难。所以可以说"腰痛是人类的宿命"。

另外，老化也是腰痛、膝盖痛的主要原因。也就是说，随着年龄的增长，起到缓冲垫作用的椎间盘、关节软骨和半月板会失去其本身的柔软性，逐渐受到磨损。因此不能完全阻止腰和膝盖受到的冲击，所以就会产生疼痛。

双足行走和老化都是人类的宿命。但是，通过重新审视生活习惯等还是可以缓解疼痛的。不要放弃，还是要趁疼痛轻的时候去改善！

用语解说　脊椎动物　是指在身体的中轴上有脊椎骨，并用其支撑身体的动物。身体左右对称，中央是脑和脊髓的神经领域，流着红色的血。

因腰痛和膝盖痛而苦恼的人非常多

申诉自觉症状最多的五种症状（可以多选）

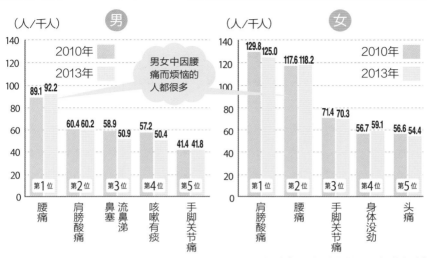

（人/千人）　**男**

- 2010年
- 2013年

男女中因腰痛而烦恼的人都很多

	腰痛	肩膀酸痛	鼻塞流鼻涕	咳嗽有痰	手脚关节痛
2010年	89.1	60.4	58.9	57.2	41.4
2013年	92.2	60.2	50.9	50.4	41.8
	第1位	第2位	第3位	第4位	第5位

（人/千人）　**女**

- 2010年
- 2013年

	肩膀酸痛	腰痛	手脚关节痛	身体没劲	头痛
2010年	129.8	117.6	71.4	56.7	56.6
2013年	125.0	118.2	70.3	59.1	54.4
	第1位	第2位	第3位	第4位	第5位

＊出自日本《2013年厚生劳动省 国民生活基础调查》

老化也是腰痛的主要原因

随着年龄增加，椎间盘、关节软骨、半月板磨损变硬

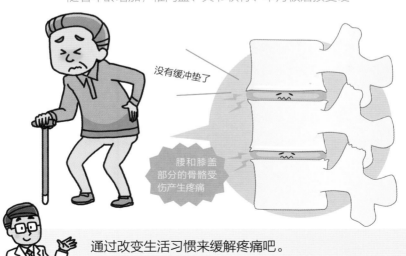

没有缓冲垫了

腰和膝盖部分的骨骼受伤产生疼痛

通过改变生活习惯来缓解疼痛吧。

引起腰痛的危险因子

除了年龄增加，引起腰痛的危险因子还有不正确的姿势。驼背、身子向前屈或者挺直胸膛的时候都会破坏背部的S形曲线，给腰增加负担。另外，一直长时间站立或坐着保持相同姿势的话，就会肌肉紧张，容易引起疼痛。

女性的高跟鞋也是造成腰痛的原因。穿高跟鞋的时候需要保持无论如何也要让腰向后弯的姿势，所以对于腰来说也是相当大的负担。

运动不足也是重要的原因。由于运动不足使支撑腰部的肌肉萎缩，很难保持正确的姿势，所以姿势就不正确了。造成腰痛的原因如上所述，做适量的运动锻炼背部和腹部的肌肉，保持S曲线是很重要的。腰间盘脱出和变形性脊椎症等疾病也会引起腰痛。

引起膝盖痛的危险因子

O型腿和X型腿会给膝盖内侧或者外侧的关节带来负担，容易引起膝盖痛。日本人有很多O型腿，从力学上来说会给膝盖内侧带来负担。结果就是内侧的关节软骨受到磨损产生疼痛。X型腿刚好相反，会让膝盖外侧的关节软骨受到磨损。另外，在有扁平足和拇指外翻的情况下，因为脚心和脚指不能充分地阻止从地面来的冲击，所以会加重膝盖的负担。

由于运动不足和老化造成的脚部肌肉力量降低，失去稳定性，也是膝盖痛的原因。相反，过度运动也会给膝盖带来过多的负担。

当然，肥胖也是主要的危险因子。越胖膝盖的负担就越重。

除此之外，关节风湿和痛风等疾病引起的炎症，也会造成膝盖痛。

○ 型腿　也叫作"内反膝"，齐脚站立的时候，两个膝关节之间是打开的。两膝并拢两个脚踝不能合在一起的情况叫作X型腿。

腰痛、膝盖痛的危险因子

腰痛的危险因子

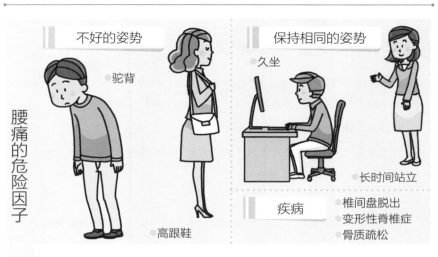

不好的姿势
- 驼背
- 高跟鞋

保持相同的姿势
- 久坐
- 长时间站立

疾病
- 椎间盘脱出
- 变形性脊椎症
- 骨质疏松

运动不足和肥胖
- 运动不足
- 肥胖

(!) 运动不足和肥胖是腰痛、膝盖痛两方面的危险因子

膝盖痛的危险因子

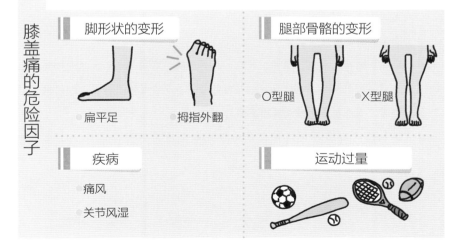

脚形状的变形
- 扁平足
- 拇指外翻

腿部骨骼的变形
- O型腿
- X型腿

疾病
- 痛风
- 关节风湿

运动过量

感觉到腰痛了？

腰痛的原因千差万别，诊断起来非常困难。因此，在就诊的时候必须尽量告知正确的情况。觉得腰痛了的话，就先按照下面内容检查一下吧！

什么时候开始痛的？

是突然开始痛的，还是因为什么才开始痛的？具体是什么时候开始感觉到痛的等。

哪里痛？

只有腰痛，还是除了腰以外的其他地方也痛？不只是腰，屁股也痛，大腿根部及后侧也痛，疼痛和麻木一直扩散到膝盖下面等。

怎么痛？

剧烈疼痛，隐隐作痛，反复地痛，酸痛感，沉重感等。另外，是一直痛还是一会儿痛一会儿不痛等。

活动的时候痛吗？

腰向后弯的时候，腰向前弯的时候，扭腰的时候，早上起床的时候，长时间走路的时候，开始运动的时候，保持静止的时候都会不会痛等。疼痛是在白天还是晚上会变得强烈。

除了腰痛还有什么症状？

腿麻、腿痛、发烧、咳嗽、气喘、腹部硬块、腹痛等。如果只是腰痛，也可能隐藏着更严重的疾病。在疼痛持续的时候尽早去就诊！只是，即使做了影像检查等，也有很多腰痛是原因不明的。

详细情况后面再说，大部分的腰痛都是原因不明，叫作"非特异性腰痛"。

  用语解说　影像检查　把体内的样子拍成图像再分析是否有病的检查。主要的影像检查有X射线检查、MRI检查、CT检查、超声波检查等。

腰痛的时候在这里检查！

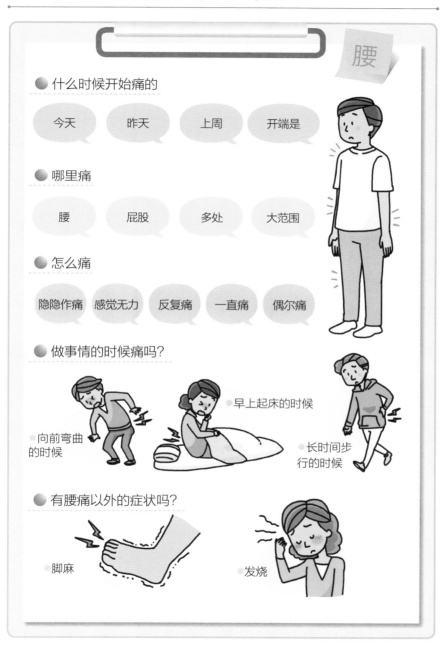

腰

● 什么时候开始痛的

今天　昨天　上周　开端是

● 哪里痛

腰　屁股　多处　大范围

● 怎么痛

隐隐作痛　感觉无力　反复痛　一直痛　偶尔痛

● 做事情的时候痛吗？

●向前弯曲的时候

●早上起床的时候

●长时间步行的时候

● 有腰痛以外的症状吗？

●脚麻

●发烧

突发疼痛的处理方法

突然间的腰部剧痛是难以忍受的，首先保持静止吧！

躺在坚硬一点的被褥或垫子上。因为柔软的床和沙发能够让身体沉下去，反而会造成负担，所以要尽量避免。

仰面躺着的时候，把膝盖抬起来，在下面放入枕头或者靠垫。或者让膝盖伸展开，把靠垫等当作架子，把两只脚放上去也行。侧身躺着的时候，膝盖微微弯曲，像虾米一样团起来会轻松一些。

最基本的应对方法是急性期要冷敷，慢性期要热敷。因此，在发病后要马上用凉毛巾冷敷患处，抑制肌肉的炎症。2~3天后如果疼痛缓和了，为了促进血液循环，可以使用暖宝宝或者热毛巾进行热敷。因为有低温烫伤的危险，所以请注意不要直接接触皮肤。

市面上出售的镇痛药也有效，但是担心会有副作用。只是在剧烈疼痛的时候服用，避免长期服用就没问题了。

在一周左右的时间里做这样的处理并且保持静止，如果疼痛消失了，就可以逐渐慢慢地回到原本的生活中去。如果害怕疼痛会反复，总是静止不动的话，肌肉力量就会减退，反而康复得比较慢。

这个时候需要注意的是要避免快速的行动。站起来的时候要扶着桌子或者椅子慢慢地站起来，在家中走动的时候也要扶着墙壁或者扶手，这样会比较安全。心中要时常记着要缓慢行动。

如果经过一周疼痛还没有改善的话，请及时到关节外科就诊。

 用语解说　低温烫伤　长时间接触怀炉或者热水袋这种比体温稍高一点的东西引起的烫伤。由于是在皮肤深处受伤，不容易发现也不容易治疗。

腰部突发疼痛的处理方法

保持静止

发病后

仰面躺着的时候

把膝盖抬起来，在下面放入枕头或者靠垫

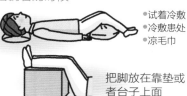

●试着冷敷
●冷敷患处
●凉毛巾

把脚放在靠垫或者台子上面

侧身躺着的时候

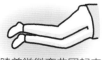

膝盖微微弯曲团起来

经过数日疼痛缓和的话就热敷吧

数日后

用暖宝宝或者热毛巾、温热贴热敷患处

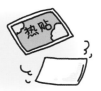

为了防止低温烫伤，不要把暖宝宝直接贴在皮肤上

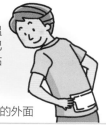

放在衬衣的外面

疼痛治好了的话，再慢慢回归到原本的生活吧

一周后

站起来的时候扶着桌子或者台子

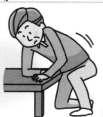

走路的时候扶着墙壁或扶手

※心中时常记着要缓慢行动

疼痛没治好的时候要及时去关节外科就诊！

17

感觉到膝盖痛了？

疼痛的种类和部位检查

　　膝盖痛的时候，与腰痛一样，要检查一下疼痛的种类和部位、疼痛方法、疼痛程度等。膝盖痛的原因也是各种各样，为了能够正确地诊断，这些是不可或缺的信息。

　　在就诊之前，针对自己的膝盖痛再认真整理一下比较好。

　　从什么时候开始痛的？

　　因为什么才痛的，还是渐渐地痛起来？开始感觉到疼痛是什么时候等。

　　哪里痛？

　　是膝盖骨的上面还是膝盖骨的下面？是膝盖的内侧还是膝盖的外侧等。膝盖的哪里疼？

　　搞不清楚的时候，试着按一下膝盖骨的周围，确认一下感到疼痛的部位。

　　怎么痛？

　　是刺痛、重痛、麻痛，还是像脉搏那样一跳一跳的抽痛等。是经常痛还是有的时候痛等。

　　活动的时候痛吗？

　　开始活动的时候，上下楼梯的时候，从椅子站起来的时候，跪着坐的时候，长时间步行之后，一直待着不动是不是会痛等。

　　除了膝盖痛还有什么症状？

　　腿麻、膝盖肿胀、膝关节响、膝盖不能动、膝盖僵硬等。

　　像这样虽说都说成膝盖痛，但是症状因人而异。膝盖稍微有点不舒服却放任不管的话，疼痛就会逐渐加重，也可能会变得不能走路，在变得严重之前采取适当的对策吧！

 用语解说　**膝盖碗**　"膝盖骨"的俗称。是扁平的倒三角形的骨头，因为它的形状像碗被叫作膝盖碗。起着让膝盖的活动灵活，并保护膝盖前面的作用。

经常像这样来检测膝盖痛

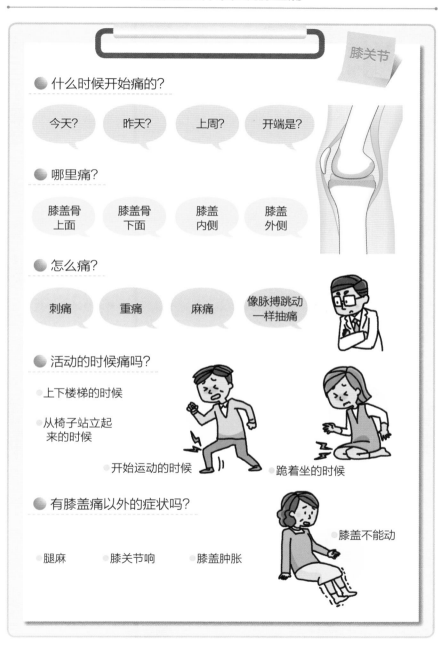

突发疼痛的处理方法

膝盖突然肿起来，发热并且很痛的时候，不要慌张要保持静止，首先试着冷敷一下，因为考虑到膝盖应该是有炎症了。有炎症的时候血流量会增加，基本上是要冷敷让血管收缩，抑制炎症扩散，缓解疼痛与肿胀。

想要冷敷有效果请使用冰袋或者保冷剂。可以用市面上出售的冰袋，也可以用塑料袋代替。在塑料袋中装入冰箱里的冰以及少量的水就可以了。

为了防止冻伤，无论是冰袋还是保冷剂都不要直接接触皮肤，请放在毛巾上使用。大致的时间是一次20分钟左右，如果冷敷时间过长的话恐怕会引起冻伤。每天进行2~3次。

市面上出售的冷却喷雾也有效。如果在外面突遭剧痛袭击，用流水或者湿毛巾敷也可以。总之，在急性发作期，保持局部静止，使之冷却比什么都重要。

不过如果有外伤，请直接去医院就诊，这个时候一边用冰袋冷敷一边去医院也可以起到缓解疼痛的作用。2~3日后，如果没有症状了就用热毛巾、暖宝宝、温热贴来进行热敷。通过热敷促进血液循环，让氧气和营养能充分到达，使组织恢复。

虽然痛，但也不能一直保持静止，肌肉会萎缩的，试着慢慢地让膝盖活动一下吧！这个时候使用膝盖用的护具就比较好了。既可以起到保温的效果又可以使膝关节稳定，推荐在外出时也使用。

如果经过几天疼痛还不缓解，就去医院请医生来判断吧！

 冻伤　由于极端的寒冷引起皮肤和皮下组织的损伤。主要症状是皮肤变色、灼热感、麻木、剧痛等。有时也会组织坏死。

膝盖突发疼痛的处理方法

首先保持静止

发病后

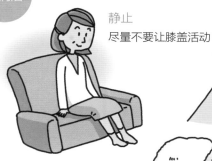

静止
尽量不要让膝盖活动

有外伤的情况
直接冷敷患处去医院

试着冷敷
用冰袋或者保冷剂冷敷

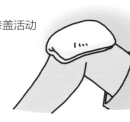

为了不引起冻伤，用毛巾等包起来使用
一次20分钟左右，每天2~3次

2~3日后

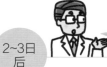

疼痛缓解的话就热敷吧

怀炉 热敷
用暖宝宝或者热毛巾、温热贴热敷

热贴

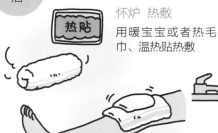

做家务或者外出的时候在膝盖上用上护具

为了不使膝盖受凉，也使用膝盖围毯吧

为了防止低温烫伤，一次性怀炉在较薄的毛巾上使用
活动的时候要慢慢地缓缓地移动膝盖

疼痛没有缓解的时候要及时去关节外科就诊

这种时候请去医院

有些人在腰痛或者膝盖痛的时候，直接用市面上出售的贴膏，或者去按摩，或者去整骨院。但是在疼痛的背后可能隐藏着重大的疾病，所以在疼痛很厉害的时候或者是反复疼痛的情况下，请去医疗机构接受检查！

静止不动的时候也痛、随着时间逐渐加重的时候、腿麻的时候、发烧的时候等情况下就会怀疑是骨折、内脏疾病、肿瘤、感染症等。请立刻去就诊。

专业治疗腰痛、膝盖痛的是关节外科。关节外科开展骨、关节、肌肉、软骨、韧带、神经等运动器官的疾病和外伤的治疗。最近也有医疗机构设置了"脊椎门诊"等专门的诊疗科。

在关节外科，为了弄清楚疼痛的原因，首先进行问诊，确认疼痛方式、疼痛部位、疼痛程度、其他症状，以及到现在为止的发病经过、既往病史、生活习惯、职业等。

接下来进行视诊和触诊。视诊是观察表情、姿势、走路方式等。触诊是进行如下检查，腰或者膝盖能动到哪里？有没有变形？肌肉力量是否减退？有没有神经障碍？哪里痛？关节的状态如何等。

接下来就要进行X射线检查、MRI检查、CT检查等影像检查。

腰痛要检查骨与骨之间的缝隙、肌肉、韧带、神经、椎间盘等，膝盖痛要检查骨、关节软骨、半月板、韧带、积存在膝盖中的关节液等的状态。

需要进行手术的时候，还要进行更精细的检查。

 用语解说 MRI检查　磁共振影像诊断。利用强力磁场的变化，拍摄出体内样子的断层图像进行检查。因为不使用放射线，所以没有辐射的危险。

这些时候请立刻去就诊

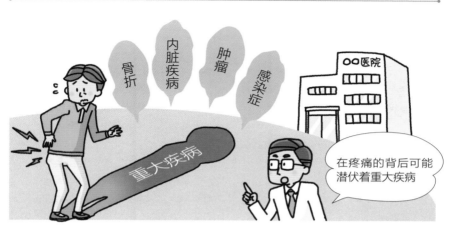

骨折 内脏疾病 肿瘤 感染症

重大疾病

在疼痛的背后可能潜伏着重大疾病

就诊的标准

- ☐ 静止不动也痛
- ☐ 突然袭来剧痛
- ☐ 越来越严重
- ☐ 持续了一个月以上的治疗却没有改善
- ☐ 腿麻或者麻痹
- ☐ 不休息一会儿就走不了路
- ☐ 发烧
- ☐ 排不出尿或便

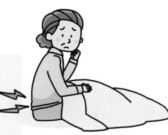

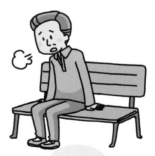

彻底查明疼痛的原因吧

寝具的选择方法

不只是站立的时候，睡眠的时候也要尽量选择能够保持脊椎S形曲线的用具。

因为腰的部分会陷进去，所以请避开过于柔软的被褥和床垫。

那么，又薄又硬的床垫好不好呢？这个也有问题。过硬的话，腰会向后弯曲，身体的重量就会集中在腰和肩上，腰部的肌肉就会紧张，所以也容易出现疼痛。

仰面睡的时候，要选择不使腰部沉下去一直支撑着脊柱的被褥，让整个被褥能够温柔地接受身体的凹凸。

现在使用的被褥如果过于柔软，就在下面铺上硬一点的床垫，如果过硬的话，就利用能够分散身体压力的床垫，像这样来调整吧！

枕头也不要选择太高。能够保持颈椎自然曲线的高度是最好的。可能的话就去专卖店选择完全适合自己的！

仰面睡是睡眠姿势中最基本的。出现疼痛的时候，就把膝盖轻轻抬起来，把靠垫折起来放在被褥与膝盖之间，这样做就会轻松许多。

不喜欢仰面睡的时候，侧身睡也可以。这个时候也要把膝盖轻轻地弯曲起来。

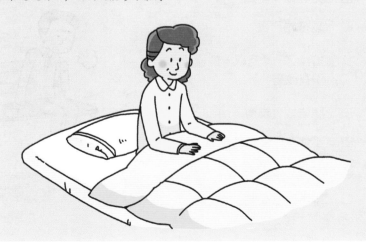

 颈椎　脊椎的一部分，由7块椎骨构成。连接最上面颅骨的部分叫作"环椎"，下面的叫"枢椎"，支撑着脖子的大动作。

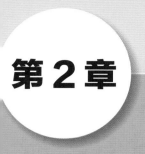

第2章

腰痛的原因与症状

腰痛也是平日很常见的，容易被认为是没有什么大不了的症状。但是，这个疼痛也可能是大病的前兆。把腰痛再检查一次，究竟疼痛从何而来？为什么会痛？我们一起来看一下吧！

腰痛大致分为两种

急性腰痛与慢性腰痛

腰痛的原因有很多，有如同前面所说的那样因为年龄增长、不正确的姿势、运动不足等引起的，也有因为腰椎和韧带出问题、外伤、内脏疾病等引起的。另外也有因为心理作用引起的，以及这些复合因素交织在一起引起的。

因此，判定原因很困难，但是从疼痛方式来看，一般分为"急性腰痛"和"慢性腰痛"两种。

急性腰痛是在某一天突然出现剧痛，我们常说的腰扭伤就是典型的急性腰痛。想要捡拾什么东西、回头动作、想要提起重物等，小小的契机就会引发剧烈的疼痛。

所以，什么时候开始的，什么原因引起的，应该是很明确的。一般只要保持静止，疼痛就会逐渐减退的，一周左右就会痊愈。

像这样，在出现腰痛后的四周之内能够痊愈的叫作急性腰痛。虽然会再次复发，但基本上不会认为是从急性腰痛转为慢性腰痛。

另一方面，慢性腰痛是指腰部长时间持续酸痛、沉闷和隐隐作痛等。不知不觉就腰痛的情况有很多，基本上连本人都不知道是什么原因造成的。

腰部不好及不舒服持续大概三个月以上的时候就被认为是慢性腰痛了。慢性腰痛与急性腰痛不同，几乎不可能自然痊愈。请乖乖地就诊并接受治疗！

 用语解说

腰椎　是脊椎的一部分，由5块椎骨构成。椎间盘、前纵韧带、后纵韧带、椎间关节、肌肉等连接支撑着椎骨。

急性腰痛与慢性腰痛

急性腰痛

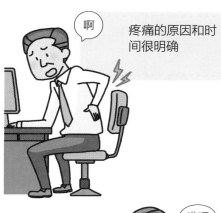

啊

疼痛的原因和时间很明确

慢性腰痛

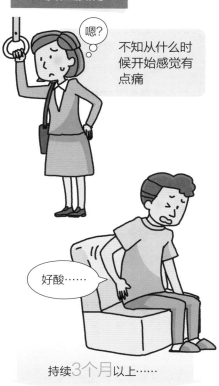

嗯?

不知从什么时候开始感觉有点痛

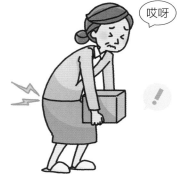

哎呀

好酸……

持续3个月以上……

一周左右 疼痛减轻

一个月内几乎痊愈

几乎没希望自然痊愈

 查明原因,需要定期的运动疗法。

 依据疼痛方式分为急性与慢性两种。

急性腰痛

不一定是腰扭伤

急性腰痛的代表是腰扭伤，不管是谁都应该有过一次这样的经历吧！在偶然的一刹那，腰部出现剧烈的疼痛，严重的时候动也不能动，甚至连声音都发不出来。这样的症状在欧美被叫作"魔女的一击"。

腰扭伤可以说是腰部挫伤，一般认为是椎间盘、椎间关节、韧带、肌肉、筋膜等出现了一过性的炎症。大多数情况都是由一些看似不起眼的动作引起的。比如打喷嚏、被叫到名字回头、从椅子上站起来等。

但是，这些动作只不过是一个契机。主要还是因为常年累积下来的腰部疲劳、年龄增长和运动不足造成的肌肉力量减退。

腰扭伤如果保持静养的话，疼痛在几天内就可以缓解。虽然以前说在疼痛消失之前最好是保持静止，但是最近表明，腰扭伤虽然会引起强烈的疼痛，但还是做适度的运动比较有利于恢复。

所以，在发病后的2~3天保持静止，之后就可以适度地进行活动，大概经过一周左右的时间就可以回到原本的生活中去了。

如果经过一周的时间疼痛也没有减轻，或者是终于痊愈了却又马上开始痛的时候，恐怕就不只是单纯的腰扭伤，而可能是椎体骨折、内脏疾病、肿瘤等。这种情况请去医院就诊，查明原因。另外，腰扭伤也会经常复发，要改变生活习惯，通过适度的运动来提升肌肉的力量。

 筋膜 覆盖在肌肉和内脏上的薄膜。是由骨胶原纤维和弹性纤维构成的，是二层构造，起到保护、支撑组织的作用。

魔女的一击 —— 急性腰痛

一不注意就会腰扭伤

● 打喷嚏　● 捡起掉落的垃圾
● 被叫名字回头时

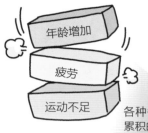

年龄增加

疲劳

运动不足

各种各样的原因不断累积的某天……

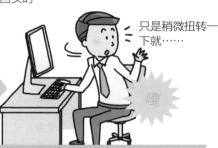

只是稍微扭转一下就……

嘎

治疗的过程

发病后

● 首先静止
保持静止，冷敷或者贴上有消炎镇痛作用的膏药

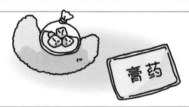

膏药

数日后

即使有点痛也要在不勉强的情况下开始活动

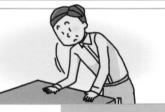

疼痛没有好转的情况

疼痛消失的话

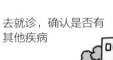
去就诊，确认是否有其他疾病

医院

回到平常的生活
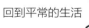
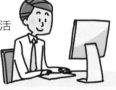

POINT

· 平时要确保正确的姿势，进行适度的运动。
· 注意预防复发。

慢性腰痛

慢性腰痛是指腰痛或者腰酸持续了三个月以上。疼痛的程度和方式每个人都不同，按照原因大致分为以下的四种。

●由年龄增长或变形引起的

由于腰部负担过重或者年龄增长等原因，使腰椎周边的组织萎缩，发生变形或变性引起的腰痛。这种情况包含的主要疾病有"椎间盘脱出""变形性脊椎症""腰椎分离症""腰椎分离滑动症""骨质疏松症"等。

乍一看骨质疏松症与腰痛好像没什么关系，可是如果骨头变得稀疏出现空洞的话，稍微受一点刺激就很容易骨折，这也是造成腰痛的原因。

除此之外，"腰痛症"也属于这种情况。腰痛症是使用影像检查也不会发现异常，原因不明的慢性腰痛的总称。

这一组的疾病占据慢性腰痛的一大部分，之后会进行详细的说明。

●由肿瘤或细菌引起的

脊椎上出现肿瘤或细菌感染也会引发腰痛。主要的疾病是"脊椎肿瘤""脊椎骨疡""化脓性脊椎炎"等。

脊椎肿瘤是在脊椎上出现的肿瘤破坏骨骼、压迫神经而产生疼痛。腿部会出现疼痛或者麻木，有时候也被误认为是椎间盘脱出或者脊柱管狭窄症等。

脊椎骨疡是结核菌通过血管进入脊椎引起的炎症。经常表现为后背痛、腰痛、倦怠感、体重减轻、食欲不振等。

化脓性脊椎炎是脊椎感染了细菌引起炎症，有脓液积存。急性的会伴随着后背和腰的剧痛以及高烧，慢性的会表现为隐隐作痛。由于脓液压迫脊髓，有时候下肢也会麻木或者麻痹。

 变性　由于轻微的外伤组织材质慢慢恶化，性质改变。主要是由于老化引起的。

慢性腰痛分为四种类型

年龄增长和变性引起的

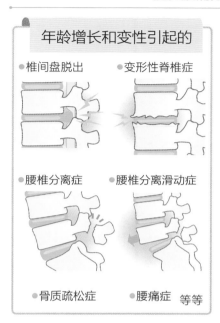

●椎间盘脱出　●变形性脊椎症

●腰椎分离症　●腰椎分离滑动症

●骨质疏松症　●腰痛症　等等

肿瘤和细菌引起的

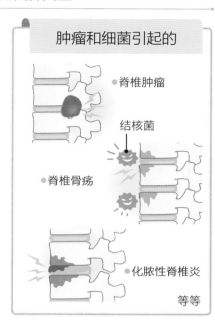

●脊椎肿瘤

结核菌

●脊椎骨疡

●化脓性脊椎炎

等等

由腰部以外的疾病引起的

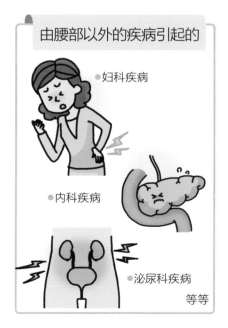

●妇科疾病

●内科疾病

●泌尿科疾病

等等

由精神引起的

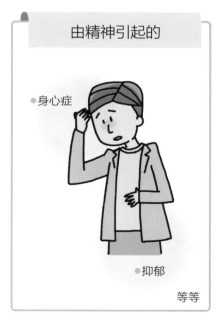

●身心症

●抑郁

等等

●由腰以外的疾病引起的

即使腰部没有异常变化，由于其他脏器的疾病也会引起腰痛。这叫作"二次性腰痛症"，也叫作"症候性腰痛症"。

特别是子宫肌瘤、子宫内膜炎、月经前症候群等妇科疾病很容易引起腰痛。如果女性腰部没有任何异常，而是腰的下方痛，就要怀疑是否是这些疾病了。

另外，胆囊炎、胆结石、胃溃疡、胰腺炎等内科疾病也容易造成从腰到背部的强烈疼痛。慢性胃炎和阑尾炎等有时候也会感觉到腰部隐隐作痛。

肾盂肾炎和尿路结石等泌尿科疾病也会伴随着腰痛。尿路结石会突然在后背、腹部两侧和下腹部等处出现剧烈疼痛，所以比较容易诊断。如果出现腹部血管大动脉瘤的时候也容易出现腰痛。所有的情况都要先去治疗造成腰痛原因的疾病才可以。

●精神层面上引起的

最近特别引人瞩目的是与精神紧张相关的腰痛。人际关系上的纠纷和工作上的烦恼等也会引起腰痛并使其恶化，这个叫作"心因性腰痛"。心情的不顺畅表现在身体症状上的"身心症"，是由于精神紧张而引起头痛、胃溃疡、腰痛、过敏症等。另外，抑郁症的症状之一也是表现为腰痛。

这种情况一定要去心理内科和精神科接受治疗。

 用语解说　　子宫肌瘤　　子宫内出现的良性肿瘤。月经时出血量增加，容易导致贫血。肌瘤大的话会引起腰痛。

检查一下是不是心因性腰痛吧

根据1~3分的回答来计算分数吧!

BS-POP医生用

1. 是否不间断的疼痛
完全没有(1分) 有时会间断(2分) 几乎一直在痛(3分) ( )分

2. 说明患处的时候有特征
完全没有(1分) 指患处(2分) 没有指示却开始脱衣服让看患处(3分) ( )分

3. 全部患肢疼痛(麻木)
完全没有(1分) 有时候(2分) 几乎总是(3分) ( )分

4. 让进行进一步的检查或治疗的时候,变得不高兴,易怒的还是理性的
完全没有(1分) 有点抗拒(2分) 非常抗拒(3分) ( )分

5. 在知觉检查中受到刺激的话过度反应
完全没有(1分) 有点过度(2分) 非常过度(3分) ( )分

6. 反复对病情和手术进行提问
完全没有(1分) 有时候(2分) 几乎总是(3分) ( )分

7. 对治疗工作人员,见人改变态度
完全没有(1分) 有点儿(2分) 很明显(3分) ( )分

8. 对稍微一点的症状,拘泥于只要没有这个就行
完全没有(1分) 有一些(2分) 非常严重(3分) ( )分

BS-POP患者用

1. 有时候想哭或者会哭吗?
没有(1分) 有时候(2分) 几乎总是(3分) ( )分

2. 总是会浮现很悲惨的心情吗?
没有(1分) 有时候(2分) 几乎总是(3分) ( )分

3. 总是很紧张、很急躁吗?
没有(1分) 有时候(2分) 几乎总是(3分) ( )分

4. 一点小事就会触怒生气吗?
没有(1分) 有时候(2分) 几乎总是(3分) ( )分

5. 食欲跟平时一样吗?
不一样(3分) 有时候没有食欲(2分) 跟平时一样(1分) ( )分

6. 一天之中,觉得早上最舒服吗?
没有(3分) 有时候(2分) 几乎总是(1分) ( )分

7. 总是觉得累吗?
没有(1分) 有时候(2分) 几乎总是(3分) ( )分

8. 能和平时一样工作吗?
不能(1分) 有时候工作不了(2分) 能(3分) ( )分

9. 对睡眠满意吗?
不满意(1分) 有时候不满意(2分) 满意(3分) ( )分

10. 有因为疼痛以外的理由难以入睡吗?
没有(1分) 有时候难以入睡(2分) 几乎总是(3分) ( )分

单独使用BS-POP医师用问卷的时候11分以上,医师用和患者用组合使用的时候,医师用10分以上并且患者用15分以上的时候,就可以判定为与精神医学问题有关了。

合计( )分   合计( )分

* 参考《为了在腰痛中找到精神医学问题的简易问诊表(BS-POP)》(福岛县立医学大学附属医院院长纽野慎一)

主要疾病1 脊椎压迫性骨折

主要原因是骨质疏松症

脊椎是由椎骨连在一起构成的。"脊椎压迫性骨折"是椎骨腹侧部分的椎体像崩溃那样地骨折，基本上都是由"骨质疏松症"引起的。

骨质疏松症是随着年龄的增长，骨质量降低骨头变脆的疾病。由于这个原因，脊椎压迫性骨折常见于高龄者中。骨质疏松症这种病中并没有这样的自觉症状，在压迫性骨折发生了才会开始注意到这一点。

如果是骨质疏松症，摔倒、将手触地等这样轻微的动作都会造成骨折。严重的时候，也可能只是打喷嚏，或者什么都不做，脊椎禁不住身体的重量，就被压坏了。这个时候就会引起背部和腰部的强烈疼痛。骨头凝固了疼痛就会消失，但是骨头已经坏掉了。所以就会给其他的椎体带来负担，会导致更多的骨折。

在高龄者中，也有即使出现了压迫骨折也感觉不到疼痛的人，在不知不觉中骨质疏松症就越来越严重，导致整个脊椎变形，背部变弯。这样的话，就只能是保持向前弯曲着身子的姿势，给腰和背部带来很大的负担。这也是腰痛的原因。

也就是说，由于骨质疏松症而造成的压迫性骨折和姿势不对会不断地加重腰痛。

人们往往认为背变驼了个子变矮了是因为年龄的原因，是没有办法的事，但是其实并不是这样，原因是骨质疏松症不断地加重。请尽早去就诊接受治疗吧！

  用语解说　骨量　所有骨头的含钙量，应该说成"骨钙含量"。在20~40岁达到巅峰，随着年龄的增长逐渐减少，特别是女性在闭经后减少。

脊椎压迫性骨折

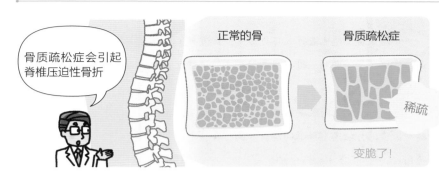

骨质疏松症会引起脊椎压迫性骨折

正常的骨　　　骨质疏松症

稀疏

变脆了！

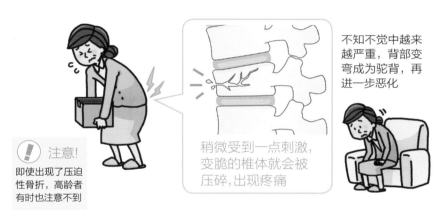

不知不觉中越来越严重，背部变弯成为驼背，再进一步恶化

稍微受到一点刺激，变脆的椎体就会被压碎，出现疼痛

注意！
即使出现了压迫性骨折，高龄者有时也注意不到

要注意这样的症状

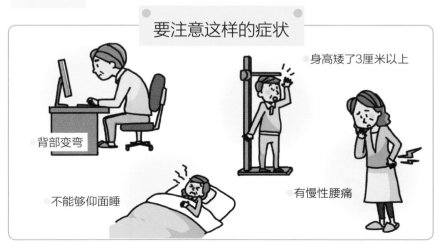

身高矮了3厘米以上

背部变弯

不能够仰面睡

有慢性腰痛

骨骼不断重复地进行破坏与形成，获得新生。但是随着年龄的增长，这种新陈代谢不能够顺利地进行，骨骼形成的速度赶不上被破坏的速度，结果造成骨量降低。

另外，女性一闭经就很容易患骨质疏松症，这是因为与骨骼代谢密切相关的雌激素的分泌急剧降低的缘故。高龄女性中得骨质疏松症的人很多也是这个原因。

疑似骨质疏松症的时候，可以用X射线检查骨头是否变形以及是否有骨折。或者可以通过微量X射线的DXA法和利用超声波的QUS法（定量的超声波法）等方法来测定骨密度。

如果检查结果是骨密度不到成人（20~44岁）平均值的70%或者有脆弱性骨折的时候，就被诊断为骨质疏松症。脆弱性骨折是指因轻微的冲击就能引起的骨折，脊椎压迫性骨折就是脆弱性骨折的代表。

骨质疏松症的治疗应该是药物疗法与食物疗法、运动疗法同时进行，目的是抑制骨量的降低，预防压迫性骨折的复发，维持并改善QOL（生活质量）。

●药物疗法

主要使用的是抑制骨骼破坏、对提高骨密度有效果的"二磷酸盐制剂"。

另外，也使用促进骨骼形成的"副甲状腺激素药"、对骨骼来说像雌激素一样工作的"SERM（选择性雌激素受体调节剂）"、促进钙吸收的"维生素D制剂"、加快骨代谢的"PTH制剂"等。

●食物疗法

为了抑制骨质疏松症的发展，多吃些含钙量多的营养均衡的食物也是很重要的。努力摄取在骨的形成中不可缺少的钙、维生素D、维生素K这类的食物吧！

雌激素 女性激素的一种，也叫作卵泡激素。起到促进卵泡成熟、帮助受精卵着床、促进骨骼形成的作用。

容易得骨质疏松症的人的特征

骨质疏松症的年龄段发病率

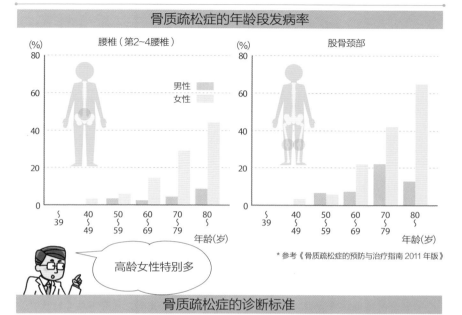

腰椎（第2~4腰椎）

男性
女性

股骨颈部

* 参考《骨质疏松症的预防与治疗指南 2011 年版》

高龄女性特别多

骨质疏松症的诊断标准

如果不是引起低骨量的骨质疏松症以外的疾病，并且否认是继发性骨质疏松症的前提下，原发性骨质疏松症的诊断适用于以下的诊断标准。

Ⅰ. 有脆弱性骨折 [#1]

1. 有椎体骨折 [#2] 或者股骨近位部骨折
2. 有其他的脆弱性骨折 [#3]，骨密度 [#4] 不满 YAM 的 80%

Ⅱ. 没有脆弱性骨折 [#1]

骨密度 [#4] 在 YAM 的 70% 以下并且 −2.5SD 以下

YAM：年轻成人平均值（腰椎 20~44 岁，股骨近位部 20~29 岁）

#1: 由轻微的外力作用就会发生的非外伤性骨折。轻微的外力是指从站立的姿势跌倒还要小的外力。

#2: 在形态椎体骨折中，三分之二是无症状性的，在留意的同时也要进行鉴别诊断，最好确认 X 射线片。

#3: 其他的脆弱性骨折：是由轻微的外力就可以发生的非外伤性骨折，骨折部位是肋骨、骨盆（包括耻骨、坐骨、骶骨）、肱骨近位部、桡骨远位端、小腿骨。

#4: 骨密度原则上是指腰椎以及股骨近位部骨的密度。另外，在用多处部位测定的情况下，采用更低的百分比以及 SD 值。在腰椎以 L1-L4 或者 L2-L4 作为标准值。在高龄者中，由于脊椎变形等原因测定腰椎骨密度困难的情况下，测定股骨近位部骨的密度。测定股骨近位部骨密度一般用颈部或者全髋关节（股骨近端）。测定这些也存在困难的情况下，就测定桡骨、第二掌骨的骨密度，这种情况只使用百分值。

备注：骨量减少（骨减少）（低骨量）：是指骨密度大于 −2.5SD 小于 −1.0SD 的情况。

*《骨质疏松症的预防与治疗指南 2015 版》骨质疏松症的预防与治疗指南制作委员会
由（日本骨质疏松症学会、日本骨代谢学会、骨质疏松症财团）修订

●运动疗法

为了促进并强化骨的形成，对骨骼施加负荷也是有必要的。适度地进行活动吧！在不费力的情况下持续进行步行等锻炼，既可以提高肌肉力量，又可以防止跌倒。

压迫性骨折的治疗

压迫性骨折的主要治疗方法有药物疗法和护具疗法等保守疗法以及手术疗法。

●药物疗法

当脊椎被破坏出现强烈疼痛的时候，就要注射抑制骨破坏的"降血钙素制剂"，使用"非类固醇性消炎镇痛药（NSAID）"，来缓解疼痛。

●护具疗法

用护具或者石膏固定患处，保持静止。这个时候，如果固定不好的话，恐怕就会持续地破坏脊椎，继续变形。另外，说是假关节，也有不粘骨的情况，所以也需要注意。从这种情况来看，急性期基本需要住院治疗2～3周。用这种保守疗法治好了疼痛的话，就可以逐渐地活动了，步行等运动也可以适度地进行。也可以同时进行温热疗法。

●手术疗法

用保守疗法不能止痛的情况下就要考虑手术疗法了。手术疗法有骨移植、使用金属的植入物固定骨的"固定术"、在受损的椎体注入骨粘固粉进行修复的"经皮椎体形成术"等。

为了防止压迫性骨折的再次发生，要注意营养均衡的饮食和适度的运动，持续用药物来治疗骨质疏松症也很重要。

 用语解说　维生素K　脂溶性维生素的一种。可以使骨中的蛋白质活性化，促进骨形成的同时也抑制骨破坏，因此对骨质疏松症很有效。

压迫性骨折的治疗

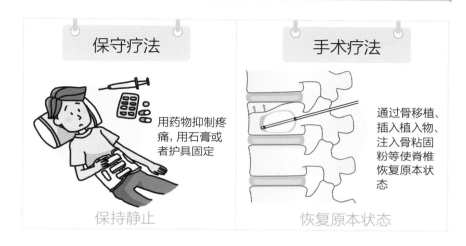

保守疗法

保持静止

用药物抑制疼痛，用石膏或者护具固定

手术疗法

恢复原本状态

通过骨移植、插入植入物、注入骨粘固粉等使脊椎恢复原本状态

为了防止再次发生

营养均衡的饮食

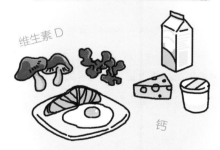

维生素 D

钙

好好地摄取作为骨头材料的钙和蛋白质，以及促进钙吸收的维生素 D 等

适度的运动

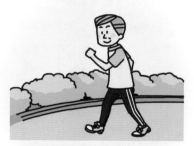

通过给骨头施加负荷来提高骨密度，每天都步行吧

POINT

均衡营养，适度运动，提升肌肉力量吧。

主要疾病2 变形性脊椎症

"变形性脊椎症"是发病率比较高的腰痛。就如同名字一样，是随着年龄增长，脊椎的椎间盘和椎骨出现变形，引起腰痛的病症。变形性脊椎症也可以说是脊椎的老化现象。

随着年龄的增长，体内组织的含水量减少，逐渐失去柔软性。就像肌肤也随着年龄逐渐失去弹性长出皱纹一样，椎骨与椎骨之间夹着的起到缓冲垫作用的椎间盘也随着增龄水分逐渐减少，失去弹性，一点点地受损。

椎间盘变薄的话，就不能完全阻止椎骨受到的冲击。所以，椎骨受到额外的负担，椎骨与椎骨之间就会直接相互摩擦。

就这样，由于摩擦使椎骨磨得越来越薄，想要修复它就要让骨头增殖。在椎体的角上就会长出叫作"骨刺"这种像刺一样的东西，这就叫作"骨刺形成"，几乎50岁以上的人都有。因为是老化现象，所以即使长出了骨刺，在没有症状的情况下也不叫作变形性脊椎症。

但是，如果这个骨刺长在神经出口附近，刺激神经的话，就会出现腰部和臀部的疼痛、发紧、酸痛等症状。

在有骨刺的情况下，如果再加上有韧带松弛、肌肉能力低下等老化现象，也会出现腰痛。像这样，在腰周边出现疼痛等症状，最初就会被诊断为变形性脊椎症。

用语解说　骨刺　由于炎症、变性和肿瘤等的刺激，骨头的一部分异常的增殖而出现的像刺一样的东西。由于长出的部位也会引起腰痛。

变形性脊椎症　骨刺形成的过程

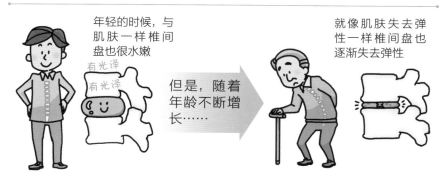

年轻的时候，与肌肤一样椎间盘也很水嫩

就像肌肤失去弹性一样椎间盘也逐渐失去弹性

但是，随着年龄不断增长……

随着年龄增加生理的骨骼变形

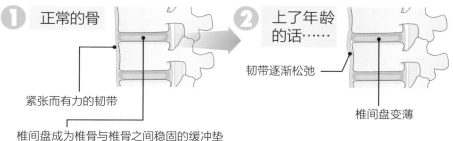

1 正常的骨

2 上了年龄的话……

紧张而有力的韧带

椎间盘成为椎骨与椎骨之间稳固的缓冲垫

韧带逐渐松弛

椎间盘变薄

3 为了修复，让骨增殖

根据增殖的部位，也会伤害神经

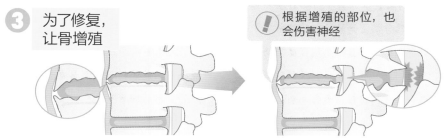

骨刺形成，再加上韧带松弛、肌肉力量低下、疲劳过度等，种种原因叠加在一起，引起疼痛

POINT

即使长出了骨刺，在没有症状的情况下也不需要治疗。

变形性脊椎症的特征及主要症状

与在比较年轻时就容易患上的椎间盘突出不同，变形性脊椎症主要是由于脊椎老化引起的，所以一般常见于50岁以上的人。

另外，可以说腰部长年持续承担重负的人也很容易患上。

例如，肥胖的人、重体力劳动的人、在剧烈的运动中过度使用腰部的人、腰部患过旧疾的人群等，很容易椎骨、韧带和椎间盘疲乏，发生变形。在女性中有时也作为更年期障碍的一种症状而发生。

那么，让我们来看一下变形性脊椎症的具体症状！初期是在早上起床的时候或者开始活动的时候感觉到腰痛或者僵硬。就这样运动的话疼痛会自然消失，但是到了傍晚又会出现疼痛。

就这样，不是一直在痛，而是疼痛一会儿消失一会儿又出现，这就是它的特征。

这种疼痛被认为是由于椎间盘、椎骨、椎间关节等变形造成椎骨的活动范围变小的原因引起的。特别是由于身子向后弯的运动被限制，所以伸懒腰、挺胸等使腰部向后的运动时容易出现疼痛。

另外，长距离步行之后或者长时间保持同一个姿势之后也会感觉到腰酸或者隐隐作痛。如果腰部持续向前弯着工作的话，有时也会直不起腰来。

根据椎间盘的受损程度甚至会使脊柱歪曲，为了不痛而在其他地方受力就会让姿势变得不正确。这样的话就更容易出现腰痛。当骨刺压迫腰周边的神经根和马尾的时候，就容易引起腿部的麻木。随着变形的加重并发脊柱管狭窄症的话，因为疼痛或者麻木，不稍作休息的话就不能行走。

疑似变形性脊椎症的时候要进行X射线检查，确认患处的状态。

在高龄者中大多数都有骨刺，但就像前面所说的那样，即使有骨刺也不能诊断为变形性脊椎症。

疼痛剧烈、有麻木的情况，要通过MRI检查等来确认是否压迫到了神经。

更年期障碍 女性到了闭经前后，由于卵巢机能的低下会减少雌激素的分泌。因此就会在身心上表现出各种各样的不适。

变形性脊椎症的特征

变形性脊椎症的主要症状

● 腰沉、腰酸、隐隐作痛　　● 起床时或开始活动时感　　● 从腰部到臀部疼痛,大
　　　　　　　　　　　　　　　到疼痛或僵硬　　　　　　　腿麻木

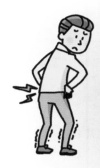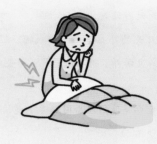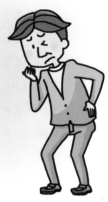

● 让腰向后就会痛　　　　　● 疼痛时有时无

容易患变形性脊椎症的人

● 高龄的男性

● 腰部有老毛病的人

● 肥胖的人

● 年轻时就有腰痛的人

● 在剧烈的运动中过度
　用腰的人

● 重体力劳动的人

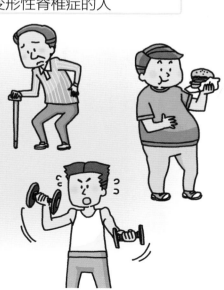

变形性脊椎症的治疗方法

●运动疗法

因为变形性脊椎症是老化现象的一种，所以通过治疗也不能把变形的骨骼恢复到原本的状态。治疗的目标是为了不影响日常生活，减轻疼痛。

为了这个目标，要使用药物或者护具进行基本的保守治疗。也可以根据症状进行温热疗法或者运动疗法等。

一般来说，通过几天的静养疼痛就会减轻，经过1个月左右的保守疗法疼痛就会治愈。只是随着年龄增长有再次恶化的可能性。

●药物疗法

为了缓解疼痛，主要是使用非类固醇类消炎镇痛药。有贴膏、内服药、软膏等，要根据症状来使用。

●护具疗法

要戴上护具使腰部固定。但是长期使用的话恐怕会导致肌肉力量下降，所以不要过度依赖护具，如果疼痛消失的话就要慢慢地解除护具。关于使用时间的长短跟医师详细商谈比较好。

●温热疗法

通过照射激光或者远红外线给患处加温来缓解疼痛。

泡在浴池里好好加热也是有效果的。

●运动疗法

如果疼痛治愈了，就要在不费力的情况下活动身体，锻炼背部和腹部的肌肉，提高柔软性。

 用语解说　远红外线　肉眼看不见的一种电磁波，波长很长。平稳地温暖身体，促进血液循环。也有促进新陈代谢、缓解疼痛的效果。

变形性脊椎症的治疗

首先确认患处的状态

首先……

X 射线检查

疼痛剧烈而且有麻木

MRI 检查

变形性脊椎症的治疗法

药物疗法

用非类固醇类消炎镇痛药（NSAIDs）内服药、贴膏、软膏等来镇痛

护具疗法

戴上护具或者支撑物使腰部固定

温热疗法

照射激光或者远红外线来缓解疼痛

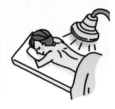

运动疗法

柔软体操、伸展运动、轻度肌肉训练等，也推荐步行

为了防止再发日常生活中需要注意的事情

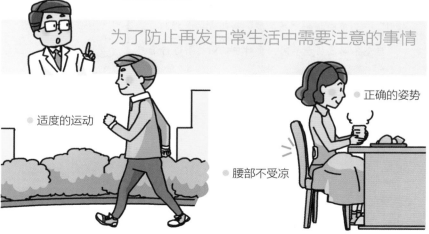

● 适度的运动

● 正确的姿势

● 腰部不受凉

45

主要疾病 3 腰部椎管狭窄症

主要原因是老化

　　脊椎是由椎骨累积而成的，椎骨的背中侧有一条纵贯的隧道。这就是脊椎管，脊髓、马尾神经等在里面通过。

　　"腰部椎管狭窄症"是这个神经的通道——椎管因为某些原因变得狭窄，压迫神经，表现为腰痛和腿麻等疾病。

　　脊椎管变狭窄的原因也有先天性的原因，但多数都是后天性的原因，主要是由老化引起的脊椎管周边组织的变形。

　　随着年龄的增长，椎骨变形、韧带失去柔软性变厚、椎间盘凸起、椎间关节变形，使脊椎管变得狭窄。有时也会并发变形性脊椎症、腰椎滑脱症、椎间盘突出等。

　　虽然程度有所不同，但是只要是上了年纪，不管是谁脊椎管都会变得越来越狭窄。因为这也是老化现象的一种，所以腰部椎管狭窄症常见于高龄者，据说60多岁的人大概20人中有1人，70多岁的人大概10人中有1人。另外，天生椎管狭窄的人、从事重体力劳动的人、从年轻时就腰痛的人、长时间保持同一姿势的人、做高尔夫等这样背向后弯运动的人等也很容易患这种病。

　　腰部椎管狭窄症根据受损神经的不同分为三种类型：神经根受损的"神经根型"、马尾受损的"马尾型"和两方都受损的"混合型"。

　　类型不同症状也不同，要对应不同类型进行治疗。

 用语解说　椎间关节　连接上下椎骨的部分。腰椎的椎间关节位于腰椎后方的左右两边，用来控制前方椎间盘的活动。

腰部脊椎管狭窄症

一上了年纪脊椎周围的组织就会变形

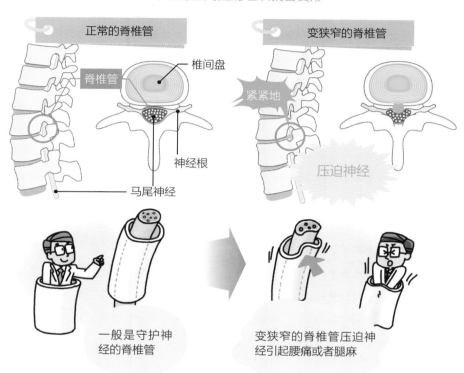

正常的脊椎管

椎间盘

脊椎管

神经根

马尾神经

变狭窄的脊椎管

紧紧地

压迫神经

一般是守护神经的脊椎管

变狭窄的脊椎管压迫神经引起腰痛或者腿麻

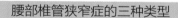

腰部椎管狭窄症的三种类型

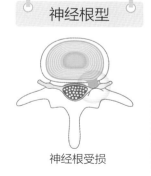

神经根型

神经根受损

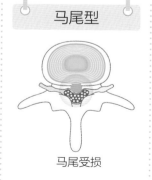

马尾型

马尾受损

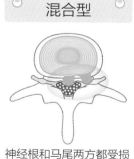

混合型

神经根和马尾两方都受损

腰部椎管狭窄症的典型症状是间歇性跛行

"间歇性跛行"是腰部椎管狭窄症的典型症状。刚开始走路的时候没什么问题，但是走了一会儿的话就会出现腿痛腿麻变得不能走了。向前弯着身子休息一会儿的话疼痛就会缓解，又能继续走路了。

这是因为姿势不同，对神经压迫的程度也不同而导致的。

走路的时候脊椎伸展腰是有点儿向反方向的状态，所以对神经的压迫很强，就会出现疼痛和麻木。相反，身子向前弯的时候，身子卷起来脊椎管就扩张，压迫就会缓和，因而变得轻松。腰部椎管狭窄症的患者骑自行车比较轻松也是这个原因。随着症状的加剧，逐渐地能行走的距离也变短，也可能会出现站立都会觉得痛苦不堪的现象。

另外，在神经根型中，因为对神经根的压迫，从腰部到腿部会出现疼痛和麻木，也就是坐骨神经痛。基本上都是要么左要么右，只是在单侧出现症状。

在马尾型中，因为压迫了神经丛马尾，所以比神经根型要严重，在两边都会出现症状的情况比较多。与疼痛相比，麻木更强烈，会出现腿麻、下半身觉得发冷、脚掌的异常感、会阴部的灼热感等知觉异常。有的时候也会从楼梯上跌倒、脚变得没有力气。这些症状在腰向后弯的时候会变得强烈，向前弯的时候会得到缓解。

因为马尾也参与膀胱和直肠的工作，所以偶尔也会造成排便、排尿障碍以及异常勃起。再严重的话，可能会使脚部肌肉力量降低，连走路都会变得很困难。

混合型是两方的神经都受损，两种症状都会出现，会直接影响日常生活，症状更严重。

 用语解说　排尿障碍　尿不出、尿漏、尿频、排尿痛等排尿的问题统称为"排尿障碍"。

不管是哪种类型都有共同的典型症状

间歇性跛行

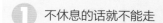

1 不休息的话就不能走

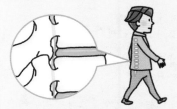

因为脊柱是伸展状态，所以压迫神经

2 一走路就会逐渐地痛

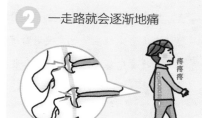

压迫变强，由于疼痛变得不能走路

3 身子向前弯的话疼痛就会缓解

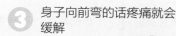

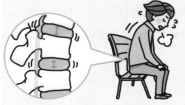

神经的压迫解除，暂时能缓解疼痛

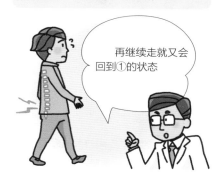

再继续走就又会回到①的状态

无论如何也走不了了……

类型不同的症状

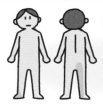

神经根型

在单侧从腰到腿出现疼痛或麻木
坐骨神经痛、腿肚子抽筋等

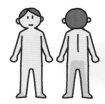

马尾型

两侧的下肢或者脚掌麻木
腿部没有力量、脚尖抬不起
来、会阴部灼热感。异常勃起、
排尿、排便障碍等

混合型

神经根型和马尾型两
方面症状都会出现

腰部椎管狭窄症的治疗

疑似腰部椎管狭窄症的时候，就要对狭窄的部位和压迫神经的程度进行检查。检查方法有X射线检查、MRI检查、脊髓造影、CT检查等。身子向前弯的姿势会不会减轻症状也需要进行确认。

治疗首先要进行药物疗法和护具疗法等保守疗法，进行观察。

如果症状没有改善或者是重症就要研究手术疗法了。

●药物疗法

主要使用的是"血管扩张药"前列腺素E1制剂。这个是让神经周边的血管扩张，加快血液循环，减轻神经压迫的症状。对腿痛和腿麻有效果，特别是可以改善马尾型的间歇性跛行。

另外，在坐骨神经痛中使用叫作普瑞巴林的缓解神经性疼痛治疗药。它对末梢神经受损引起的疼痛有效。为了止痛有时候也使用"非类固醇镇痛药""麻药性镇痛药""筋迟缓药"等。即使这样疼痛也不缓解的时候就要进行"神经阻滞疗法"。在疼痛部位局部麻醉或者注射类固醇药，采取神经阻滞的方式作用于疼痛的传播路径上来缓解疼痛。

●手术疗法

进行了3个月以上的保守疗法也没有改善、由于麻木和下肢疼痛直接影响日常生活、不能够连续走10分钟、有排尿障碍、排便障碍等重症的情况就要进行手术治疗。严重的话即使做了手术也会有后遗症，所以重症的情况一定要尽早做手术。

手术的方法有切除部分压迫神经的骨的"除压术"和固定不稳定的椎骨使脊椎稳定的"固定术"等。

CT检查　电脑断层摄影法。使用X射线拍摄身体的断面，观察体内的状况，确定是否有病的检查。有时候也使用造影剂。

腰部椎管狭窄症的治疗

药物疗法

- 腿麻
- 间歇性跛行 ▶ 血管扩张药

- 坐骨神经痛 ▶ 缓解神经性疼痛药

- 神经痛 ▶ 抗抑郁药 抗焦虑药

- 疼痛 ▶ 非类固醇性消炎镇痛药、麻药性镇痛药

- 即使那样也没有改善疼痛 ▶ 神经阻滞术

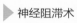
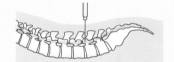

护具疗法

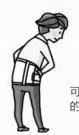

可以使用固定不稳定的腰椎的护具

运动疗法

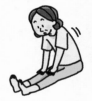

- 柔软体操
- 伸展运动
- 简单的肌肉训练
- 步行

温热疗法

用暖宝宝、热敷袋等来加热

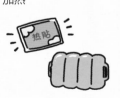

手术疗法

- 椎弓切除术

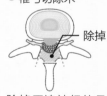

→ 除掉

除掉压迫神经的骨和韧带

- 脊椎固定术

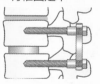

固定脊椎使它稳定

为了缓和症状在保持前倾姿态上下功夫

拄拐杖　　　使用手推车　　　骑自行车

主要疾病 4　椎间盘脱出

椎间盘老化早

　　"椎间盘脱出"是引起腰痛原因的疾病之中发生频率很高的疾病之一。

　　"脱出"是指正常的组织从解剖学的部位脱离出来。椎间盘脱出表现为椎间盘（软骨）突向神经的症状。在脊椎的任何一个部位都会发生，但最常见的是腰椎。

　　椎间盘脱出的特征是20~40岁的年轻人比较容易患病。在椎间盘的中心有含有很多水分的胶状的髓核，它的周围被非常结实的纤维环围绕。椎间盘是非常有弹力的组织，但是如果失去柔软性，受到强压的话，纤维环就会出现裂缝，其中的髓核就会溜出来。这样就会刺激周围的神经，引起疼痛或者麻木。

　　椎间盘有裂缝的主要原因是天生的体质以及腰部受到冲击等。

　　其实，平时被过度使用的椎间盘消耗很大，比其他的组织更容易早衰。髓核从20多岁、纤维环从30多岁就已经开始老化，因为老化，纤维环的弹力降低，很容易受伤出现小的裂缝。

　　在这种状态下，如果进行剧烈的运动、重体力劳动以及长时间坐着工作的话，髓核就会从裂缝处溜出来造成脱出。

　　椎间盘脱出常见于体力充沛的男性也是因为他们容易从事腰部负担重的工作以及剧烈的运动等。另外，10多岁就有椎间盘脱出的人被认为主要是体质的因素所致。

　　除此之外，肥胖和吸烟也是患病的原因。

用语解说　　髓核　椎间盘中心部的胶状组织。由软骨细胞、骨胶原纤维、蛋白聚糖等构成，水分丰富并富有弹性。

20～40岁多发的椎间盘脱出

椎间盘负荷过重使脊椎神经被压

容易患椎间盘脱出的人

20～40岁的年轻人（男性比女性更多）

●做剧烈运动的人　　●保持同一个姿势工作的人　　●肥胖的人
●从事重体力劳动的人　　　　　　　　　　　　　　　●吸烟的人
　　　　　　　　　　　　　　　　　　　　　　　　　●体质上容易患病的人

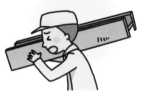
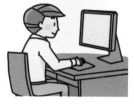
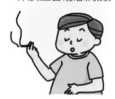

椎间盘脱出的构造

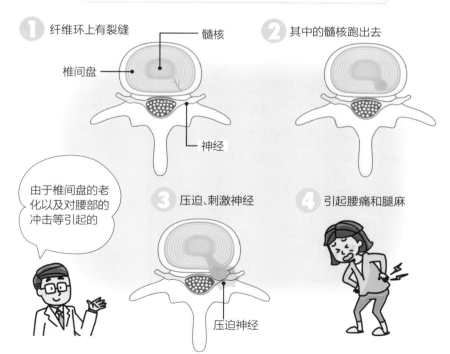

① 纤维环上有裂缝

髓核
椎间盘
神经

② 其中的髓核跑出去

由于椎间盘的老化以及对腰部的冲击等引起的

③ 压迫、刺激神经

压迫神经

④ 引起腰痛和腿麻

椎间盘脱出的主要症状是从腰部向下肢扩散的疼痛

椎间盘脱出大多发生在腰椎中负担较重的第4腰椎与第5腰椎之间，或者是第5腰椎与骶椎之间的椎间盘上。

由于发生疼痛位置的不同，疼痛方式和症状也不同，但大多数的情况都是疼痛和麻木，不仅仅是在腰部，从臀部到大腿内侧一直扩散到小腿肚。有的时候连脚尖都会有电流经过那种麻木的感觉。

从腰椎、骶椎出来的坐骨神经，由于椎间盘脱出被压迫，就会引起坐骨神经痛。疼痛和麻木会在左右两侧的任一侧出现，也可能在两侧都出现。

因为坐骨神经包含运动神经和知觉神经，所以会使腿部感觉迟钝，腿部没有力量，有时候也会容易跌倒。

大多数类型的脱出中，脱出压迫马尾的话，除了感觉两腿麻木和肌肉能力降低，还会引起尿频、尿不尽、尿失禁等排尿障碍。严重的话导致膀胱和直肠失去机能，就要直接去就诊。

另外，如果患了椎间盘脱出，会无意识地保护疼痛的部位，就容易造成姿势的不正确。因为从地面传到脚掌的一点儿震动都会引起疼痛或麻木，所以也会出现拖着脚走这样笨拙的走路方式。

在椎间盘脱出中，身子向前弯或者腰向后弯都会给椎间盘带来压力，所以髓核就会刺激神经，症状就会加重。相反，腰部笔直地伸张或者躺着的话，对椎间盘的压迫就会减小，症状也会变轻。

无论如何，当出现疼痛或者麻木持续加重的情况，请立即去就诊。

知觉神经 将皮肤、内脏、血管等身体各个部位的状态以及视觉、听觉、嗅觉、味觉等状态传达到中枢的神经。也叫作"感觉神经"。

容易出现疼痛及麻木的部位

POINT

出现高低位置的不同症状也不同

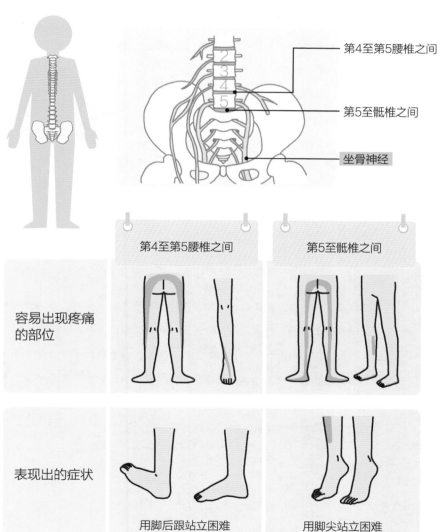

	第4至第5腰椎之间	第5至骶椎之间
容易出现疼痛的部位		
表现出的症状	用脚后跟站立困难	用脚尖站立困难

第4至第5腰椎之间

第5至骶椎之间

坐骨神经

椎间盘脱出的治疗

疑似椎间盘脱出的时候，要进行"直腿抬高检查（SLR测试）"。这个检查是让患者仰面躺着，腿和膝盖自然伸展，将单侧腿分别向上抬，来观察能抬多高。在正常的情况下能抬很高，但是如果患了椎间盘脱出的话，抬腿会出现疼痛或麻木，只能抬到30～40度那么高。也要通过X射线检查和MRI检查确定椎间盘和神经的状态。大多数的脱出都会自然痊愈，只要不是重症，可以进行下面的保守疗法进行观察。

●静止疗法

在疼痛剧烈的急性期选择舒适的姿势躺着，保持静止。

●药物疗法

为了缓解疼痛，主要是使用非类固醇性消炎镇痛药。此外治疗坐骨神经痛也使用神经阻滞性疼痛药。即使这样也不能治愈疼痛的话就要进行神经阻滞术。

此外，加热腰部的温热疗法和佩戴护具也对减轻腰痛有作用。通过这样的保守疗法，大多数病人在2～3周都可以减轻症状。

●运动疗法

如果疼痛缓解的话，就开始进行伸拉运动、散步、水中步行、简单的肌肉训练等运动疗法吧！如果静养时间长的话反而会使肌肉能力降低不利于恢复。

如果进行了3个月以上的保守疗法也没有改善，由于剧烈疼痛对日常生活产生影响的时候，就要研究手术了。有排尿、排便障碍的时候一定尽早进行手术。手术一般是使用切开背部摘除脱出的"后方椎间盘切除术"，但是最近也可以使用内视镜进行手术了。

用语解说　X射线检查　照射X射线，利用各个脏器吸收率的不同来观察体内的样子，确认是否患病的检查。

椎间盘脱出的治疗

疑似椎间盘脱出的时候……

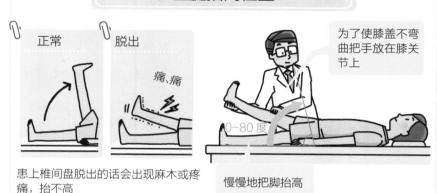

直腿抬高检查

正常

脱出

痛、痛

为了使膝盖不弯曲把手放在膝关节上

0~80 度

患上椎间盘脱出的话会出现麻木或疼痛，抬不高

慢慢地把脚抬高

加速恢复的 [提示]

急性期

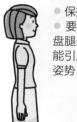

● 静卧
● 控制运动

疼痛缓解期

● 保持正确的姿势
● 要避免身子向前弯、盘腿坐、向后弯腰等可能引发腰部出现疼痛的姿势

积极地进行运动疗法

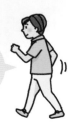

主要疾病5 腰痛症

目前医疗中进行的影像诊断是能看到形态异常的检查，但不是对疼痛专门的检查。所以，即使有慢性腰痛，却在腰椎周边的组织中看不到异常，而且也不是内科疾病的话，就无法确定其原因。

像这样原因不明的慢性腰痛统称为"腰痛症"，也可以叫作"非特异性腰痛"。

也许会觉得很不可思议，但85%腰痛的都是原因不明的腰痛，远远超出椎间盘脱出和变形性脊椎症等疾病。

"腰痛症"的症状和疼痛方法每个人都不同。常见的是持续隐隐作痛、腰部发沉、腰酸、感觉疲劳等。有保持同一姿势的时候腰痛的人，也有一活动腰就痛的人。

虽然原因不明，但是一般认为是腰椎和椎间盘周边的肌肉、韧带等组织长期慢性的劳损，持续过度的紧张等引发的疼痛。

诱发腰部疲劳和紧张的主要原因是不良的姿势、长时间保持同一姿势、老化、激烈的体育运动、重体力劳动、运动不足、肥胖等。另外，精神上的紧张也占据了很大的比重。可以说是这些复杂原因缠绕在一起而产生的疼痛吧！

在治疗上，最重要的是要注意日常生活中不要给腰部增加负担，进行适度的运动。

疼痛的影像化正处于研究阶段，将来会开发出疼痛的可视化技术。

 用语解说　非特异性腰痛　是通过X射线检查和MRI检查等影像检查看不出异常，原因不明的腰痛的总称。约占腰痛全体的85%。

有很多原因不明的腰痛的人

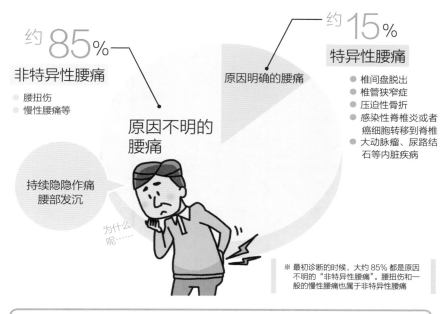

约 **85%**
非特异性腰痛

- 腰扭伤
- 慢性腰痛等

原因明确的腰痛

约 **15%**
特异性腰痛

- 椎间盘脱出
- 椎管狭窄症
- 压迫性骨折
- 感染性脊椎炎或者癌细胞转移到脊椎
- 大动脉瘤、尿路结石等内脏疾病

原因不明的腰痛

持续隐隐作痛
腰部发沉

为什么呢……

※ 最初诊断的时候，大约85%都是原因不明的"非特异性腰痛"。腰扭伤和一般的慢性腰痛也属于非特异性腰痛

重新审视一下生活习惯吧

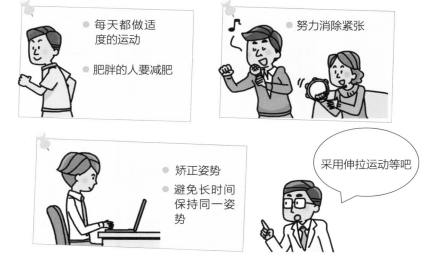

- 每天都做适度的运动
- 肥胖的人要减肥

- 努力消除紧张

- 矫正姿势
- 避免长时间保持同一姿势

采用伸拉运动等吧

主要疾病 6
腰椎分离症、腰椎滑脱症

腰椎的椎骨是由腹侧的椎体和背部正中的椎弓构成的。"腰椎分离症"是由椎弓裂开而分离引起的。

腰椎分离症常见于10~15岁的成长期的儿童，原因是剧烈运动造成的疲劳骨折，在成长期柔软的骨头上反复地施力造成的。

像棒球、排球、体操、网球、跳高等经常让背部向后弯的体育运动，要格外注意。在一般人中，患腰椎分离症的概率是5%，但是在体育运动选手中则会达到30%~40%。

腰椎分离症容易发生在第5腰椎，骨折时有剧烈的疼痛。特别是腰向后弯和扭腰的时候疼痛会加剧。另外，椎骨分离的话，腰部的骨头就变得不稳定，周围的组织也加重了负担，所以之后也会持续隐隐作痛。

因为是年轻人，在初期阶段发现，如果暂时控制激烈的运动，佩戴护具等进行适当处置的话，6~12个月骨头就会紧贴在一起完全治愈，但是不去就诊、自己忍耐的人很多。这个时期，分离部修复术也是可行的。

但是，有时候觉得只要有腰痛就是成人了，也不注意就这样放任不管。因为这个原因，腰椎分离症继续加重，分离的椎骨向前移动就变成了"腰椎滑脱症"。

中年以后，向前移动的椎骨压迫神经根的话，从腰部到臀部、腿部就会疼痛和麻木。佩戴护具或者进行药物疗法没有改善的情况下，也有进行"腰椎固定术"等手术的。

 用语解说　疲劳骨折　由于激烈的运动，在骨的同一部位反复地施加小力造成骨骼出现裂缝，最终变成完全骨折。

腰椎分离症的特征

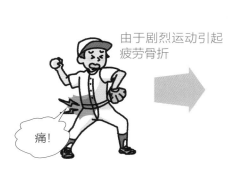

由于剧烈运动引起疲劳骨折

痛!

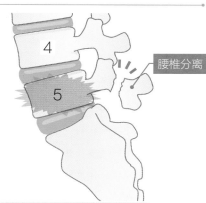

腰椎分离

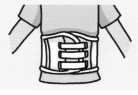

治疗

停止运动，佩戴定做的护具 6~12 个月

不治疗放任不管的话……

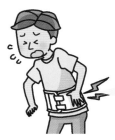

有时候用护具和药物治疗也没效

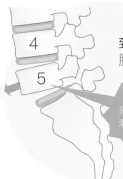

到了中年之后就会变成腰椎滑脱症

分离的椎骨向前滑动，压迫神经

也有必须采取手术方法彻底治疗的情况

脊椎固定术

主要疾病 7 变形性股关节病

股关节疾病会使骨盆周边出现疼痛，所以与腰痛也有所关联。

股关节是连接"骨盆"和"股骨"的关节。股骨顶端的"股骨头"是圆球状，它被骨盆碗状的"髋骨臼（臼盖）"包裹着。髋骨臼和股骨头的表面由起缓冲垫作用的关节软骨覆盖着。变形性股关节病是这个关节软骨磨损，不能完全起到缓冲垫的作用而引发疼痛。

估计在日本变形股关节病的人有200～300万，女性比男性多，大概女性患者是男性的5倍以上。

变形性股关节病分为两种，一种是由于年龄增长和肥胖等无明显原因就发生的一次性的，一种是原本股关节就有异常或是有伤而导致的二次性的。日本人中二次性的比较多，其主要原因是"髋骨臼形成不全"，就是天生髋骨臼的碗就小，不能完全阻挡对股骨头的负荷。因此，股关节的负担就很大，再加上由于年龄的增长关节软骨也逐渐磨损，就出现了变形性股关节病。

初期的症状是脚跟有不协调或是僵硬的感觉，在开始走路、长时间步行、上下楼梯的时候会感觉到疼痛。随着病情发展，感觉到疼痛的时间会变长，步行的时候总是会痛，连睡觉的时候都会痛了。

如果是处于初期，要注意不要给股关节增加负担，同时再配合运动疗法，以便能够减轻疼痛。变形严重到影响日常生活的时候，进行手术治疗是有效的。

 用语解说 股骨头 股骨顶端球状的部分，表面覆盖着2～4毫米起到缓冲垫作用的关节软骨。

股关节的构造与疾患

股关节的构造

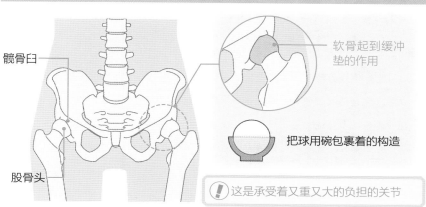

髋骨臼

软骨起到缓冲垫的作用

股骨头

把球用碗包裹着的构造

❗ 这是承受着又重又大的负担的关节

这个股关节变形，出现疼痛的症状……

变形性股关节病

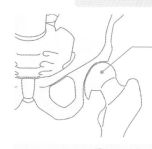

由于年龄增长变化等使关节部分起到缓冲垫作用的软骨磨损

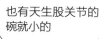

也有天生股关节的碗就小的

💊 在生活中要下功夫来守护股关节

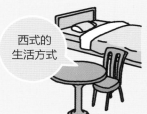

西式的生活方式

- 使用床和椅子
- 厕所也要西式的
- 在楼梯和走廊安装上扶手
- 慢慢地走动

- 不要长时间持续走路
- 不要提重物
- 疼痛的时候使用手杖

主要疾病 8
变性侧弯症、后弯症

随着年龄的增长，椎间盘和椎间关节也会退化，支撑椎体的力量变弱。所以脊椎像侧面弯曲叫作"变性侧弯症"，向后弯曲叫作"变性后弯症"。两者合并的也很多，统称为"成人脊柱变形"。

有儿童时期就发病的侧弯症，也有到了成年随着老化才发病的。常见于中老年以后的女性，年龄越大发病率越高。

侧弯症的主要症状是后背痛和腰痛。脊椎变形的同时脊柱管变得狭窄，引起脊柱管狭窄，脊椎弯曲压迫神经的话，就会出现下肢麻木和肌肉力量降低等相关症状。

后弯症常见于高龄者中，也就是腰弯的状态。经常身子向前弯曲，所以腰部负担重，引发疼痛。在重症病例中也有压迫胃肠道，引起反流性食道炎的。

不管是侧弯症还是后弯症，都是弯曲程度越大平衡能力越差，特别是长时间保持同一姿势会很难受。这是由于脊椎的变形，会给特定的部位带来很大的负担，造成肌肉疲劳的缘故。

在治疗上需要使用镇痛剂来抑制疼痛，同时也要进行锻炼背部肌肉和腹部肌肉的体操。佩戴护具也是有效的。

变形严重出现强烈疼痛的时候，或者出现神经症状的时候，有时候也进行"除压术""脊椎固定术"或者是矫正弯曲的"矫正固定术"等手术。

虽然脊柱弯曲但没有特别的症状，在没有影响的情况下，就没有必要进行积极的治疗。

 用语解说 反流性食道炎　胃液及正在消化的食物逆流回食道引起食道炎症的疾病。主要症状是胃灼热、胸痛、酸的东西上涌造成的反酸等。

变性侧弯症、后弯症的特征

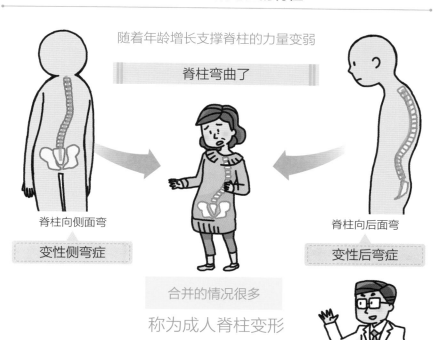

随着年龄增长支撑脊柱的力量变弱

脊柱弯曲了

脊柱向侧面弯

变性侧弯症

脊柱向后面弯

变性后弯症

合并的情况很多

称为成人脊柱变形

POINT

有儿童时期就发病的情况，也有成人后缓慢发病的情况

腰椎变性侧弯症、后弯症的治疗方法

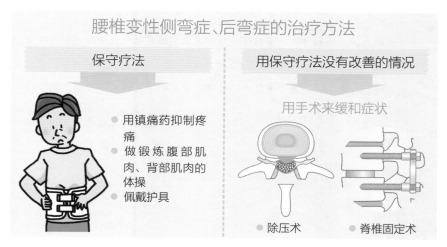

保守疗法

用保守疗法没有改善的情况

用手术来缓和症状

- 用镇痛药抑制疼痛
- 做锻炼腹部肌肉、背部肌肉的体操
- 佩戴护具

- 除压术

- 脊椎固定术

这些疾病也会引起腰痛

腰椎变性滑动症

腰椎分离滑动症是由椎弓的疲劳骨折引起的，但"腰椎变性滑动症"的主要原因是老化。椎间盘和椎间关节老化使腰椎变得不稳定，主要是向前方移动。常见于中老年女性，错位的腰椎压迫神经，引起腰痛和坐骨神经痛，是并发腰部脊椎管狭窄症的代表性疾病。可以试着用药物疗法、佩戴护具、温热疗法等，如果症状没有改善也需要进行手术。

腰部椎间盘症

由于椎间盘经常承受很大的负荷，所以是脊椎中最先开始老化的。髓核中的水分含量减少，缓冲机能降低的话，周边的韧带、肌肉、关节等就会有负担。此外有时候髓核也会被压坏、纤维环也会出现裂缝。由于这个原因出现的腰痛腰酸就是"腰部椎间盘症"，可以说是引起椎间盘脱出的前兆。在这个阶段注意日常生活方式的改善，是可以预防脱出的。尽量避免给腰部增添负担的姿势，进行体操和伸展运动吧！

肌筋膜性腰痛症

由激烈的运动和重体力劳动等使腰部的肌肉过度紧张或受伤而引起炎症，出现疼痛。急性期的症状有肌肉断裂的肌肉拉伤、腰扭伤、肌肉痛等。用伸展运动或温热疗法缓解腰及背部肌肉的紧张，重要的是不要积蓄疲劳。

 用语解说　肌肉拉伤　在进行体育运动等的时候突然对肌肉加力，使肌肉组织断裂。容易发生在大腿及小腿肚的肌肉上。

引起腰椎疾病的其他原因

椎间盘老化的过程

承载重压的椎间盘，随着年龄的增加，易引发疾病

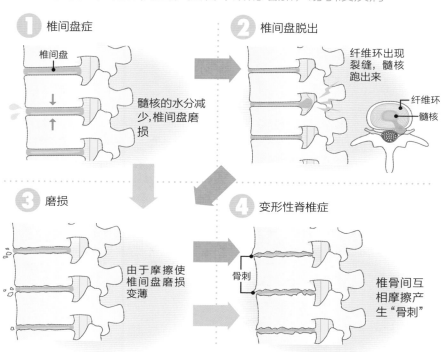

1 椎间盘症

椎间盘

髓核的水分减少，椎间盘磨损

2 椎间盘脱出

纤维环出现裂缝，髓核跑出来

纤维环
髓核

3 磨损

由于摩擦使椎间盘磨损变薄

4 变形性脊椎症

骨刺

椎骨间互相摩擦产生"骨刺"

※ **2** 不是必然会出现的过程，也有直接从 **1** 进行到 **3** 的情况

腰部椎间盘症的主要症状

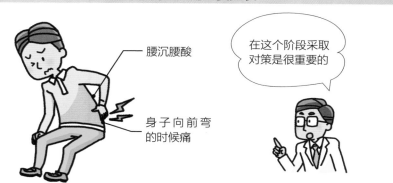

腰沉腰酸

身子向前弯的时候痛

在这个阶段采取对策是很重要的

整骨院与关节外科有何区别？

腰或膝盖痛的时候有不少人会去整骨院。因为在整骨院也可以做各种各样的处置来减轻疼痛。

除此之外，还有接骨院、脊椎矫正、推拿、针灸、按摩、指压、纤体等各种各样的治疗院，它们有什么不同？应该去哪里？不知道的人一定很多吧！

实际上这些设施内进行的不是"治疗"而是"民间疗法"，与在关节外科进行的"医疗行为"有明显的区别。

另外各自管辖的行政也不同。脊椎矫正不需要国家资格，但是针灸需要有"针灸师"国家资格，推拿、按摩、指压需要有"按摩推拿指压师"国家资格的人来进行治疗。

需要在日本厚生劳动省或者是文部科学省管辖的专业学校及大学就读，才能初次取得这些国家资格考试的资格。

接骨院和整骨院也是一样的，需要有"柔道整复师"国家资格的人来进行治疗。以磕伤、扭伤、脱臼、骨折等急性期的外伤为治疗对象，健康保险也适用于这些疾病。但是，无法应对疾病本来的疼痛及慢性疼痛。此外，也不能使用射线等影像检查来下诊断。

有疼痛的时候必须得清楚地知道疼痛是从何而来、组织损伤到了何种程度。也可能认为只是单纯的磕碰骨折了，但疼痛中也可能隐藏着重大的疾病。为了确诊，必须进行问诊、触诊、影像检查等。

所以，先去关节外科就诊，彻底查明疼痛的原因是非常重要的。

就诊后，是在关节外科继续治疗，还是用民间疗法就是患者自己负责进行选择了。

 用语解说　**脊椎矫正**　通过手的技术来调整骨骼的歪邪和脊柱的异常，改善神经机能的疗法。对肩酸、腰痛、股关节和膝盖痛有效。

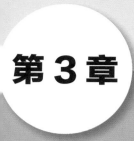

第3章

膝盖痛的原因与症状

　　膝盖也和腰一样，是日常中容易出问题的部位。膝盖痛的话走路就变得困难，影响日常生活，也会引起生活习惯病。了解清楚疼痛的原因，养成及时治疗的习惯！

膝盖痛的原因分为四种

最多的是变性

膝盖痛的原因大致分为以下4种。由于老化导致的变性等是无论如何也避免不了的，但是也可以通过重新审视平时的生活来改善。也有是由这些原因复合在一起引起的。

●由变性引发

这是膝盖痛的原因中最多的一个。因为膝盖负荷着体重的数倍，随着年龄的增长关节软骨磨损，韧带和肌肉也逐渐变弱。"变形性膝关节症"和"特发性骨坏死"就是由膝盖组织的老化变性引起的代表性疾病。

●由其他疾病或下肢变形引发

还有"关节风湿"和"痛风"等由炎症引起的膝盖痛。骨里出现肿瘤也会痛。另外，腰痛、变形性股关节症、X型腿、O型腿、扁平足、拇指外翻等都会破坏身体的负重平衡，增加膝盖的负担，而引发膝盖痛。

●由外伤引发

因体育运动和事故而使膝盖受伤的后遗症也会引起膝盖痛。原因是"半月板损伤""韧带损伤""骨折"等引起的不稳定性及变形。

●由过度使用膝盖或给膝盖过度负担引发

即使没有上述疾病也没有受伤，在日常生活中过度使用膝盖的人，使膝盖的负担增大，也容易引起膝盖痛。进行激烈运动的人、从事搬运重物工作的人、经常穿高跟鞋的人、肥胖的人、经常跪着坐的人等一定要多加注意。

用语解说　　拇指外翻　足弓坍塌，大脚趾像小趾方向"＜"形弯曲的疾病。一穿鞋就会碰到突出的部分出现疼痛。

膝盖痛的主要原因

膝盖痛的原因分为以下四种，
但也有这些原因叠加在一起引起的

由变性引起的

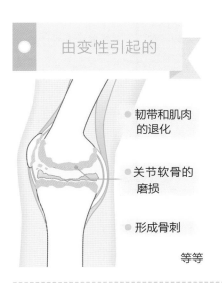

- 韧带和肌肉的退化
- 关节软骨的磨损
- 形成骨刺

等等

由其他疾病或下肢变形引起的

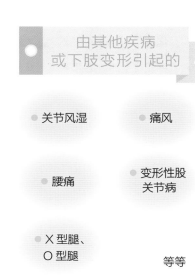

- 关节风湿
- 痛风
- 腰痛
- 变形性股关节病
- ×型腿、○型腿

等等

其他因素

- 半月板损伤
- 韧带损伤
- 骨折

等等

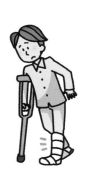

其他因素

- 激烈的运动
- 重体力劳动
- 肥胖

等等

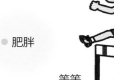

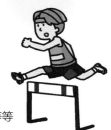

探索引发膝盖痛的机理

很多的膝盖痛是由于关节软骨磨损引发炎症而产生的。那么是怎么样引起炎症的呢?

膝关节的股骨和胫骨是由关节软骨保护着的。但是,关节软骨会由于膝盖的疾病或者受伤、老化等逐渐磨损,剥落下碎片。这个碎片会刺激覆盖在膝关节关节囊内侧的滑膜。于是,由于刺激就会大量分泌含有免疫细胞的关节液。

这是身体防御反应的一种,这时候就会产生化学传达物质和叫作细胞因子的蛋白质。在这些物质和免疫细胞的作用下,就会出现肿胀、发热、疼痛等症状,这种状态就是炎症。

膝盖肿胀是因为来不及吸收过度分泌的关节液,存留在那里。这叫作"关节水肿",也就是"膝盖积水"的状态。

可以自己检查关节水肿。单手按住膝盖的上部,用另一只手的手指轻轻按住膝盖碗儿。这个时候,如果膝盖碗儿有浮上来的感觉,就可以认为是有积水有炎症了。

由炎症引起疼痛的话,周边的重症会使血液循环变得不好。因此就不利于排出关节囊内的废弃物质,陷入炎症不断恶化的循环中。所以,如果发现有炎症的话不要放任不管,尽早去就诊,不要陷入炎症的恶性循环,才开始治疗!

用语解说　**免疫细胞**　与免疫相关的细胞的总称。攻击并破坏坏病毒、细菌、癌细胞等。是白细胞的同伴,有淋巴细胞、巨噬细胞、树状细胞等。

膝关节产生炎症的机理

 关节软骨磨损、剥落

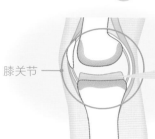

膝关节 ——

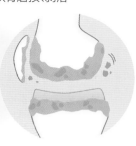

② 碎片刺激滑膜

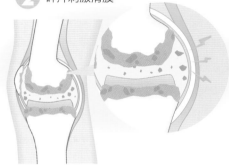

③ 免疫细胞、化学传达物质、细胞因子等出动,引起肿胀、发热、疼痛

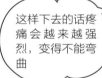

这样下去的话疼痛会越来越强烈，变得不能弯曲

关节水肿 ▶ 形成"积水"

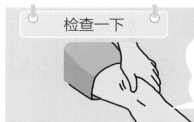

检查一下

按住膝盖的上部，轻轻按膝盖碗儿，有浮上来的感觉就是积水了

膝盖痛的特征是40岁左右开始急剧增长，女性比男性多。

理由不是很清楚，但女性肌肉力量比较弱、穿高跟鞋、拇指外翻的人很多、做家务或带孩子使蹲下的动作比较多、荷尔蒙的关系等都可能是其原因。特别是到了50岁以上患"变形性膝关节炎"的人很多。

膝盖痛使中老年女性的QOL低下是毋庸置疑的。

另一方面，男性中因"痛风"导致的膝盖痛很多也是其特征。痛风患者的9成以上都是男性，在40岁前后的精力充沛期很容易发病。

不论男女运动不足的人也容易膝盖痛。实际上膝盖的关节软骨中没有血管，是通过关节液来吸取营养。如果膝盖不怎么活动的话，关节液的循环就会变得不好，就不能给关节软骨提供充分的营养。所以，关节软骨就容易退化。而且运动不足还会使肌肉能力降低，使关节变硬。

更大的问题是运动不足容易变胖。不用说，肥胖是膝盖痛的大敌。中老年人膝盖痛的患者增加也是因为不论男女在这个时期开始变胖的人多起来的缘故。

为了预防膝盖痛和肥胖，适度的运动是很必要的，但也不能运动过度。那容易给膝关节增加过大的负担。20岁前后的年轻人膝盖痛主要是因为运动过度和受伤。

要避免激烈的体育运动，在运动前后好好地做伸展运动或柔软体操来预防受伤！

 用语解说　　痛风　因为尿酸在体内积存、结晶，在脚趾、脚踝、膝盖等出现的急性关节炎。发作时会剧痛、肿胀、发红、发热等。

容易膝盖痛的人的特征

年龄不同的关节痛患病率

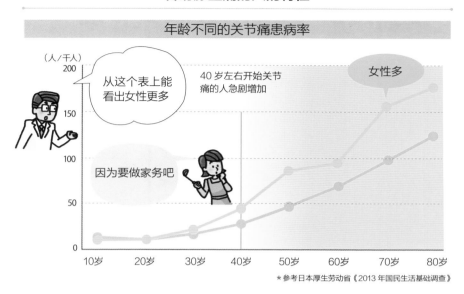

（人／千人）

从这个表上能看出女性更多

40 岁左右开始关节痛的人急剧增加

女性多

因为要做家务吧

10岁　20岁　30岁　40岁　50岁　60岁　70岁　80岁

＊参考日本厚生劳动省《2013 年国民生活基础调查》

年龄不同的膝盖痛类型

10～20岁的年轻人	20~40岁年富力强的人	50岁以上的中老年人

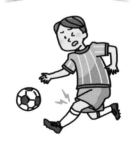

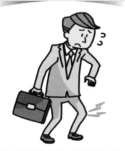

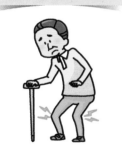

由过度运动造成的膝盖痛

由痛风等其他疾病造成的膝盖痛

由膝关节变形造成的膝盖痛

膝盖痛的话，就会导致运动不足，进而变得肥胖。然后膝盖就会更加痛……建议要适度的运动！

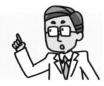

主要疾病1 变形性膝关节症

"变形性膝关节症"是代表性的膝盖痛疾病，约占膝盖痛整体的一半。

在2007年日本关节外科学会提出的"运动障碍综合征（运动障碍）"的原因疾病中也占有很大的比重。

运动障碍是指骨、关节、软骨、椎间盘、肌肉等运动器官整体障碍的病态，是"站立""行走"机能低下的状态。

作为其原因的三大疾病之一就是变形性膝关节症。此外，变形性腰椎症和骨质疏松症也与运动障碍有密切的关系。这些疾病很容易同时发生，引发瘫痪的风险很高。

其实，调查需要护理和支援的原因，骨折、跌倒约占全体的12%，关节疾病约占11%（《厚生劳动省2013平成25年国民生活基础调查》）。也就是说4~5人中就有1人因为这些疾病而难以站立行走。

根据2005年开始的东京大学医学部22世纪医疗中心的大规模流行病学调查（ROAD研究），X射线检查的结果推断：50岁以上患有变形性膝关节症的人有2400万人（男性840万人，女性1560万人），其中伴有疼痛的患者820万人（男性210万人，女性610万人）。女性是男性的2~3倍，随着年龄逐渐增加。

膝盖痛是表象症状，有时也会导致严重的疾患。不可不重视，在发病初期接受适当的治疗是很重要的。

 用语解说　流行病学调查　以某个地区或集团为对象，设定成为疾病原因的因素，统计并调查这个因素引发疾病的可能性究竟有多大的方法。

约占膝盖痛 50% 的变形性膝关节症

 "站立" "行走"机能下降的话……

将来需要护理的风险就很大！！

 它的主要原因之一是 "变形性膝关节症"

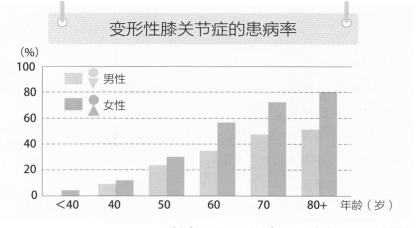

变形性膝关节症的患病率

（%）
■ 男性
■ 女性

年龄（岁）

※ 参考《CLINICAL CALCIUM》2009：19（11）；1572-1577 吉村典子

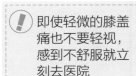

！ 即使轻微的膝盖痛也不要轻视，感到不舒服就立刻去医院

这种疼痛的话没关系吧

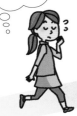

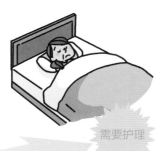
需要护理

膝盖痛

77

变形性膝关节症是膝关节的关节软骨磨损，关节的滑膜发炎出现疼痛。

大多原因都是由于老化使膝关节软骨退化，但是也与肥胖、过度使用膝盖、劳损、关节风湿、痛风等有关。

变形性膝关节症是膝盖的骨骼和关节长年累月逐渐变形所致。

初期只是在起床时和开始走路时感觉到不舒服和僵硬。大幅度弯曲伸展膝盖的时候有时也会出现轻微疼痛。其实这时的关节软骨就已经开始退化，是有点小伤、起毛的状态。但是因为没有明显的疼痛，多数人都会觉得这个阶段没什么事，而被忽略。

随着病情发展，关节软骨越发磨损，关节的缝隙变小。对这种变形的反应就是开始长出骨刺。

在站起来、走路、上下楼梯等，每当活动的时候就会感觉到明显的疼痛。特别是弯曲伸展膝盖的时候疼痛剧烈，而恢复不痛所需的时间也变长。

随后膝盖的活动也会受到限制。关节活动不适的状态叫作"拘挛"。想要勉强活动拘挛的膝盖就会产生剧痛，就限制了活动，然后就会进一步引发拘挛，陷入恶性循环中。

随着关节软骨继续磨损，骨骼呈现暴露的状态。在没有软骨缓冲状态下，不管是稍微动一下还是一直保持不动，都会痛。最后导致没有手杖和扶手就无法移动等，对日常生活也会产生影响。

肥胖 是指体脂异常蓄积的状态。男性体脂率在 25% 以上、女性在 35% 以上就叫作"肥胖"。也是糖尿病、高血压、脂质异常症等疾病的原因。

变形性膝关节症的发展

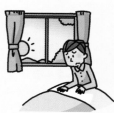

初期

起床时或开始活动时有不适感或僵硬

慢慢地

关节软骨开始磨损，表面有小伤、起毛

关节软骨

中期

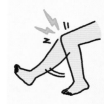

动膝盖就痛

特别是一弯曲伸直就痛

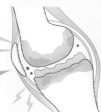

关节软骨更加磨损，缝隙变小，开始出现骨刺

变得不能动

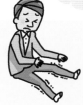

末期

即使静止也痛，拘挛加重，膝盖不能弯曲伸直

●没有手杖或扶手走不了
●也不能外出
●紧张，并发抑郁症
●瘫痪

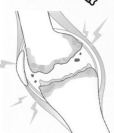

关节软骨磨损殆尽，
骨头暴露
形成骨刺
关节的咬合完全紊乱

到了末期，会对日常生活造成影响……

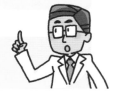

79

变形性膝关节症的治疗

疑似变形性膝关节症，要进行问诊、视诊、触诊等，认真地检查膝盖的僵硬、肿胀、弯曲情况、疼痛部位等。

还可以通过X射线和MRI等影像检查来确定骨与骨之间缝隙的宽度、关节软骨、半月板、韧带、关节液、骨变形的状态。

此外，为了检查是否与关节风湿及痛风等疾病相关，也会进行血液检查和关节液的检查。

变形性膝关节症的治疗，初期要采用运动疗法和药物疗法等保守疗法（不进行手术的治疗方法）。因为受伤的软骨不能恢复到原本的状态，治疗的目标是消炎止痛，不影响日常生活。

运动疗法是进行肌肉训练和伸展运动，促进排出积液，缓解疼痛。特别是大腿前面的股四头肌的锻炼很重要，有让行走平稳减轻疼痛的效果。

疼痛的时候首先要使用抑制关节内炎症的消炎镇痛药。

然后要保护磨损的软骨，可在膝盖注射具有润滑效果的透明质酸、速效止痛的类固醇药等。

此外，用远红外线、激光、电等加热患处的温热疗法对缓解慢性疼痛也是有效果的。

为了稳固膝盖、矫正下肢变形，也可以佩戴护具和足底板。

如果这样的保守疗法没有效果的话，就要研究手术了。主要的手术有"高位胫骨骨切除术""关节镜下清除术""人工膝关节手术"等。

 足底板　装在足底的用具，通常放在鞋中使用。装上足底板，会调整平衡，能够支撑体重，减轻膝盖的负担。

变形性膝关节症的治疗

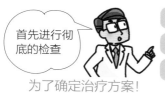

首先进行彻底的检查

为了确定治疗方案！

问诊、视诊、触诊等

X 射线、MRI 等影像检查

血液检查和关节液检查

开始治疗

初期 进行保守疗法（不进行手术的治疗方法）

运动疗法

改善日常生活

进展期以后 进行保守治疗

运动疗法

改善日常生活

药物疗法（疼痛的时候）

温热疗法

有效 无效

继续保守疗法 手术

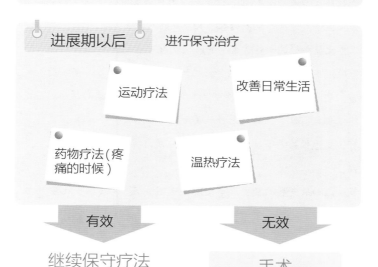

高位胫骨骨切除术　关节镜下清除术　人工膝关节手术

主要疾病2 关节风湿

引起膝盖痛的疾病除了变形性膝关节症以外还有"关节风湿"。关节风湿是由免疫系统失调引起的关节炎。

本来应该在外部有害异物侵入的时候工作的免疫系统，把自己本身的正常细胞错认为是外敌进行攻击，在关节滑膜上由自己抗体反应引发炎症，出现疼痛。

导致免疫失调的原因，有病毒感染、应激反应、过劳、吸烟、遗传等各种说法，但还没弄清楚。

在日本大约有70万的关节风湿患者。女性比较多，大概是男性的4倍。这点与变形性膝关节症是一样的。但是与变形性膝关节症多发于50岁以上的人不同，关节风湿多发于30~50岁的人，40多岁的人最多。

所以，比较年轻的女性膝盖痛的时候就有可能是关节风湿。

关节风湿不仅仅是膝盖，也会影响到手指脚趾、颈椎、肩、肘、股关节等全身关节。通常是以手指的变形为开端，有左右同时发病的倾向。膝盖的话就是两个膝盖都痛，这一点与变形性膝关节症不同。

还有，变形性膝关节症是膝盖活动的时候出现疼痛，但关节风湿是即使不动也会痛。

关节风湿如果发展的话会严重变形、破坏组织。需要尽早就诊。

 用语解说　炎症　在受到外伤和细菌侵入等有害刺激时出现的生物体的自然防卫反应。会出现充血、肿胀、发热、疼痛等症状。

关节风湿的特征

本来应该守护自己本身的免疫系统……

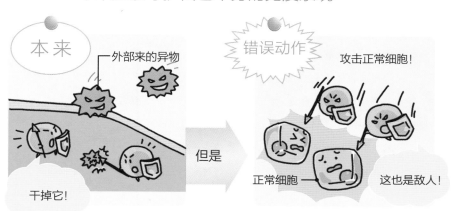

攻击自己的细胞在关节滑膜引起炎症！

容易出现关节风湿的部位

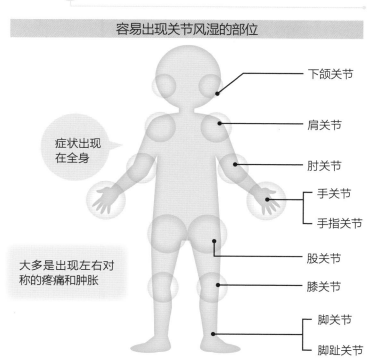

关节风湿的发展过程

关节风湿初期很难发现，等注意到的时候通常已经发展到一定程度了。重点是在觉得"好像有点奇怪"的阶段去就诊就能够阻止恶化。关节风湿主要是按下面的过程发展的。

初期症状大多是手指和手腕僵硬。特别是早上起床的时候会觉得不舒服，并伴随着食欲不振、倦怠感、低烧等全身症状。但这些只是常见的症状，手指的僵硬也会随着活动自然消失，所以容易觉得是心理作用，没什么大不了的。

不久会出现关节肿胀和疼痛。最初容易出现疼痛的部位是手指根儿和从指尖开始的第二个关节，左右手同一个部位都会痛。有的人也会从膝关节等大关节开始痛。

随着病情发展，炎症也会扩散到其他关节。关节发热肿胀，一动就痛。这种症状在早晨特别明显。

再继续发展，炎症的范围扩大，膝盖、肘、肩、颈椎、股关节、脚踝等全身的关节都会出现症状。疼痛会到处移动。

最初只是滑膜的炎症，逐渐侵犯到骨和软骨，一点点地进行破坏。出现风湿特有的变形，这样变硬的关节就不能动了，静止的时候也会出现剧痛，可能会导致瘫痪。

因此，在破坏骨和软骨之前发现并且积极治疗比什么都重要。

关节风湿在发病后的2年内会急速发展，如果早上起床的时候感觉到关节僵硬就请尽早就医。

 用语解说　　滑膜　是形成关节的组织之一，在关节腔内侧的膜。不断分泌少量的关节液，有使关节运动滑润的作用。

关节风湿的症状

最先开始痛的关节（多选）

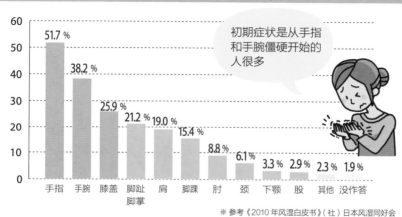

初期症状是从手指和手腕僵硬开始的人很多

60
51.7 %
50
40
38.2 %
30
25.9 %
21.2 % 19.0 %
20
15.4 %
10
8.8 %
6.1 %
3.3 % 2.9 % 2.3 % 1.9 %
0

手指　手腕　膝盖　脚趾脚掌　肩　脚踝　肘　颈　下颚　股　其他　没作答

※ 参考《2010 年风湿白皮书》（社）日本风湿同好会

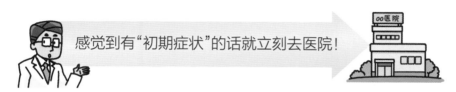

感觉到有"初期症状"的话就立刻去医院！

○○医院

有这些症状就就诊吧

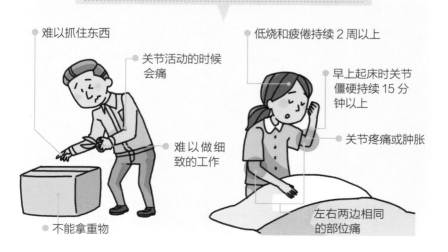

难以抓住东西

关节活动的时候会痛

低烧和疲倦持续 2 周以上

早上起床时关节僵硬持续 15 分钟以上

难以做细致的工作

关节疼痛或肿胀

不能拿重物

左右两边相同的部位痛

关节风湿的治疗

治疗关节风湿，要在抑制疼痛和炎症的同时，改善免疫失调这个疾病的原因，以治好病为目标。保守疗法有药物疗法、运动疗法、护具疗法等。

主要使用的药是非类固醇性消炎镇痛药（NSAIDs）、类固醇药（肾上腺皮质激素）、抗风湿药、生物制剂。

为了抑制疼痛和炎症，从初期到末期都需要使用非类固醇性消炎镇痛药。如果不能抑制疼痛，就要使用类固醇药，这个药有强力消炎止痛、抑制免疫的作用。

抗风湿药是现在药物治疗中主要使用的药。不仅能镇痛消炎，而且能改善免疫异常，控制对关节和骨的破坏。只是需要几个月才能见效。

生物制剂是最近登场的新药，通过妨碍促进炎症的细胞因子的工作来防止炎症和对骨的破坏。适当使用的话非常见效，能够戏剧般地改善关节风湿的症状，从早期就使用的话也可以使被破坏的骨再生。但是也有使免疫力低下等副作用以及药价昂贵等缺点。

如果这些药物疗法能够缓解疼痛，为了防止关节机能低下就要进行运动疗法。为了保护关节以及防止关节变形，也可以佩戴护具。

症状严重，保守疗法无法改善的情况就要考虑手术。主要的手术方法有"滑膜切除术""人工膝关节手术""关节固定术"等。

因为关节风湿是全身性的疾病，所以在手术后也要继续药物疗法和运动疗法。

 细胞因子　由免疫细胞分泌出的蛋白质。起着向其他细胞传递情报的作用。除了与免疫及炎症相关，也与细胞的增殖与分化有关。

关节风湿的治疗

由于是全身性疾病，要进行综合的治疗，坚持很重要

保守疗法

药物疗法

抑制疼痛和炎症，改善免疫失调

- 非类固醇类消炎镇痛药（NSAIDs）
- 类固醇药（肾上腺皮质激素）
- 抗风湿药
- 生物制剂

运动疗法

为了防止关节机能低下，从初期开始就要进行

- 适度的运动
- 风湿体操

温热疗法

加热患处，促进血液循环，缓和疼痛

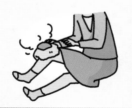

护具疗法

用适当的护具保护关节，防止变形

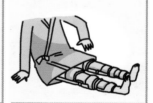

手术疗法

修复变形，恢复关节机能

- 滑膜切除术
- 人工膝关节置换术
- 关节固定术

这些疾病也会引起膝盖痛

特发性骨坏死

股骨的关节面发生血液循环障碍，骨的一部分坏死产生变形。

容易在内侧关节面发生，由于那个部位的骨头坏死而产生疼痛。

这是在50岁以上的女性中常见的疾病，原因尚未明确。与变形性膝关节症有着共同点，站或坐的时候膝盖就会疼痛，膝盖活动的时候会发出嘎吱嘎吱的摩擦声音等。不同的是在夜间，包括在就寝时会疼痛得非常剧烈。

通过X射线检查或者MRI检查的特征性观察结果能够鉴别。

一般会进行保守治疗，在没有改善的情况下会选择进行手术治疗。

半月板损伤

在膝盖上强行加力造成半月板断裂。大多是在运动的时候扭转膝盖造成的，也会伴有韧带损伤。

膝盖的弯曲伸展很困难，一下子就没了力气，一蹲下膝盖就嘎吱嘎吱地响等，如果有以上症状的时候就可以怀疑是"半月板损伤"了。

进行保守治疗，没有改善的情况下可以进行半月板切除、缝合等手术。

运动过度

经常会由于运动过度而引起膝盖损伤。特别是处于生长发育期的年轻人很容易发生，一定要特别注意。出现症状的时候要停止运动，接受适当的治疗。

 坏死 身体内的一部分细胞或组织死亡。主要原因是血液循环障碍、神经性障碍、细菌及病毒的感染、毒物作用、物理性破坏等。

由运动过度引起的主要疾病

膝前十字韧带损伤

是在膝盖部位的 4 个韧带之一的前十字韧带断裂或松弛。特征是一旦受到损伤很难治愈。放任不管的话，半月板和软骨也会受伤导致骨头变形，所以要注意

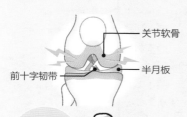

关节软骨

半月板

前十字韧带

常见于年轻女性和运动员

剥脱性骨软骨炎

由于在青少年期反复承受压力和受伤，膝关节面的骨坏死，碎片剥落，引起疼痛。大多通过静养会自然痊愈

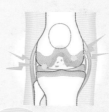

常见于青少年

膝盖韧带炎（跳跃膝）

由于反复受到冲击，支撑膝盖骨的膝盖韧带变形发炎引起膝盖痛。跳跃运动员很容易出现，所以也叫作跳跃膝

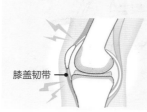

膝盖韧带

膝关节软骨软化症

常见于年轻女性。膝盖骨（膝盖碗儿）的内侧软骨与股骨互相摩擦出现磨损、发炎、变形。有膝盖的疼痛感，膝盖骨的不适感和不稳定感

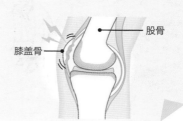

股骨

膝盖骨

任何时候都要用自己的脚行走
运动障碍综合征

现在日本人的平均寿命是男性 80 岁、女性 86 岁，是世界上屈指可数的长寿之国。但是，健康寿命是男性 71 岁、女性 74 岁左右。

健康寿命是指能够自立过健康生活的年龄。也就是说男性大约有 9 年、女性大约有 13 年没有他人帮助就不能生活。

为了到最后也能用自己的脚走路，按照自己的方式过着优质的生活，尽量延长健康寿命非常必要。因此，守护运动器官的健康是不可缺少的。

因为需要护理、需要帮助的第一个原因就是"运动器官障碍"。运动器官由骨、关节、肌肉、神经构成。通过这些合作工作，我们才能自由地活动自己的身体。

运动障碍综合征是指因为运动器官障碍而需要护理的可能性很高的状态。

那么在这里检查一下是否有运动器官障碍！

☐ 单脚站立不能脱袜子
☐ 在家中摔倒或滑倒
☐ 上楼梯的时候需要扶手
☐ 家里有点重的活儿难以完成
☐ 买了 2 公斤左右的东西就很难拿回去
☐ 不能连续走 15 分钟
☐ 绿灯走不完人行横道

符合其中一条的人就有运动障碍的可能性。如果有好几条符合的话，建议去就诊。

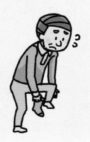
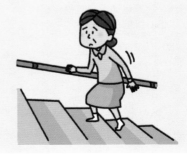

用语解说　运动器官　与身体运动相关的肌肉、骨、关节、神经等的总称。是人们以自己的意志能够活用的组织，各自密切联动，合作工作。

第 4 章

腰痛、膝盖痛的治疗方法

　　如果知道了腰痛和膝盖痛的原因，那么怎样进行治疗呢？知道了医院的治疗方法就能够安心治疗了。从一般的治疗方法到用手术治疗，本章介绍一下主要的治疗方法！

解除腰痛、膝盖痛的治疗方法

保守疗法和外科疗法

解除腰痛和膝盖痛的主要疗法有保守疗法和外科疗法。前者有温热疗法、运动疗法、药物疗法、护具疗法等，后者是手术疗法。通常是先进行保守疗法，在不能阻止疼痛的时候或者是症状严重到影响日常生活的时候就要考虑手术疗法。

轻度的情况从改变生活习惯和运动疗法开始。腰痛和膝盖痛的很多情况是由于不良的姿势及日式的生活方式等造成的。尽量注意在平时生活中不要给腰和膝盖增加负担，这是开始的第一步。

温热疗法是通过加热患处改善周边的血液循环来缓解疼痛。

运动疗法是通过运动锻炼肌肉，减轻对腰和膝盖的负担，来缓解疼痛。除了疼痛剧烈的时候积极地努力吧。即使接受手术治疗也需要进行运动疗法。

采取了这些方法，治疗效果不明显的时候要进行药物疗法。药物疗法的主要目的是抑制炎症、缓解疼痛，是为了让运动疗法和日常生活进行得更顺畅。也有治疗疾病使用的药，但大多数都是对症治疗。

护具疗法是用护具或者支撑物来保护患处，使其安定，防止恶化。能够使行动变得容易，也能期待其保温效果。

这些保守疗法看不到效果的时候就要进行手术。现在的手术方法多种多样，要根据患处的状态、患者的年龄、希望等来选择最适合的手术方法。

 用语解说　对症疗法　不是为了治好病，只是使表面症状缓和并消失的治疗。例如发烧了就退烧、痛了就止痛等。

解除腰痛、膝盖痛

首先改变生活习惯

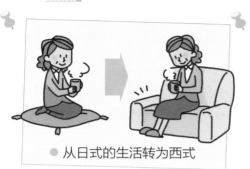

● 从日式的生活转为西式

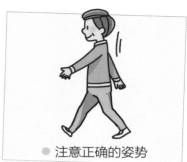

● 注意正确的姿势

主要的治疗方法

根据症状、效果、患者的年龄
及希望来选择适合的治疗方法

保守
疗法

温热疗法
改善血液循环

运动疗法
锻炼肌肉，减轻腰、膝
盖的负担

药物疗法
消炎

护具疗法
保护并稳定患处

外科
疗法

保守疗法治不了的时候考虑手术疗法

治疗腰痛的手术

椎间盘切除术

在椎间盘脱出而出现疼痛时进行。主要手术方法有"勒弗法""内视镜微创手术"等。

●勒弗法

椎间盘脱出是由于在椎间盘中心的髓核跑出来压迫神经，引起麻木和疼痛。所以勒弗法是在全身麻醉的基础上，切开背部的皮肤，削去椎弓的一部分，从那个洞取出压迫神经的髓核。

勒弗法在椎间盘脱出术式中有很长的历史和稳定的手术成绩，是最常见的手法。

术后要佩戴护具，第二天就可以进行步行练习。术后7~10天可以出院。科室工作要从术后3~4周再开始。

●内视镜微创手术

最近，为了减轻患者身体的负担，普遍使用内视镜的手术。内视镜手术有好几种，但最普及的是"MED法（内视镜下椎间盘摘除术）"。

勒弗法是把背部的皮肤切开5~10厘米，但MED法只需要切开2厘米左右。从那里插入内视镜，看着显示器画面摘除脱出。

因为创口小，所以恢复也快，只需住院4~5天，短时间就可以痊愈。

近年来也开发了使用更小的内视镜的"PED法（经皮内视镜下椎间盘摘除术）"。

用语解说 PED法 比MED法更小，只需要切开7毫米左右，从椎间盘的后侧进入，摘除脱出。能够更加减轻对身体的负担。

椎间盘脱出的手术

勒弗法

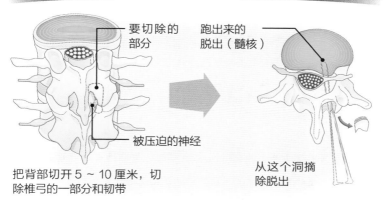

要切除的部分

跑出来的脱出（髓核）

被压迫的神经

把背部切开 5 ~ 10 厘米，切除椎弓的一部分和韧带

从这个洞摘除脱出

POINT 是历史长、成绩稳定、安全性很高的手术方式

内视镜微创手术 MED法

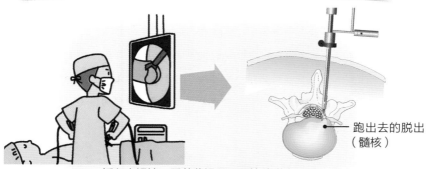

跑出去的脱出（髓核）

插入内视镜，看着监视器画面摘除脱出

POINT 因为伤口小，对身体的伤害小，住院时间短。

减压术

"减压术"主要用于腰部椎管狭窄症。椎管狭窄症是椎管周边的组织变性，造成椎管狭窄，压迫通过其中的神经，产生麻木或疼痛。

所以要进行除压术，摘除使椎管狭窄的组织，扩张椎管来解除对神经的压迫。之后要根据需要进行前面所说的脊椎固定术。

除压的方法有好几种，主要进行的有"椎弓切除术"和"开窗术（部分椎弓切除术）"。

●椎弓切除术

椎管狭窄程度大或者有好几处都狭窄的时候要选择椎弓切除术。这是从1950年开始就进行的手术方法，切开背部，把压迫神经根的椎弓以及椎间关节的内侧、黄色韧带、棘突起等，全部切除。

因为损伤了棘突起上的肌肉，会使肌肉受伤，后遗症会出现疼痛或脊柱不稳定。

因此，最近叫作"棘突纵割式椎弓切除术"的椎弓切除术普及起来。不需要揭下肌肉和韧带，纵向切割棘突起，再切除椎弓，把对肌肉的伤害降低到最小限度。

与以前的椎弓切除术相比，优点是术后的疼痛很小，恢复很快。

●开窗减压术（部分椎弓切除术）

轻度狭窄或是狭窄范围很小可选择这种手术。只是部分切除压迫神经的椎弓和黄色韧带、椎间关节。从背部观察，好像是在神经的通道上打开了窗户一样，因此叫作开窗术。

用语解说　开窗术　也开发了使用显微镜的"显微镜下椎弓切除术"和使用内视镜的"内视镜下部分椎弓切除术"。身体的负担虽然小，但是是难度很高的手术。

减压术

扩张变窄的脊椎管解除对神经压迫的手术

💡 椎弓切除术（常规法）

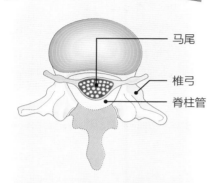

- 马尾
- 椎弓
- 脊柱管

椎弓和椎间关节、黄色韧带、棘突等，大范围地切除压迫神经的组织

💡 棘突纵割式椎弓切除术

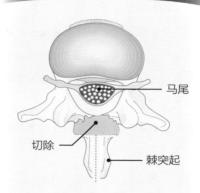

- 马尾
- 切除
- 棘突起

纵向切割棘突起，切除椎弓后再把棘突起缝合。因为不需要揭起来，对肌肉的伤害很小

💡 开窗术（部分椎弓切除术）

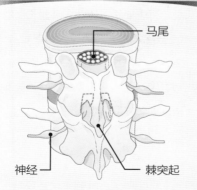

- 马尾
- 神经
- 棘突起

只切除压迫神经的部分

脊椎固定术

腰椎分离症、腰椎分离滑脱症、变形性腰椎症、脊椎侧弯症等引发腰椎错位不稳定的时候，就要进行"脊椎固定术"，使腰椎变得稳定。腰间盘脱出，有时候也由于脱出巨大或复发需要与腰间盘切除术同时进行。

脊椎固定术分为从腹侧进行的"前方固定术"和从背部进行的"后方固定术"。现在几乎是1:9的比例选择后方固定术。因为腹侧有肠管和大血管，所以尽量避免用前方固定术，但如果脊椎非常不稳定或者要切除腹侧肿瘤的时候就需要了。

近年不断地开发对身体负担小的侵入手法的手术方法，所以今后前方固定术也会不断增加！

●后方固定术

切开背部，在不稳定的部位移植切除的骨或者人工骨，用金属钉固定，以便使腰椎稳定。主要的手术方法有"后方固定术（PLF）"和"后方进入腰椎椎体间固定术（PLIF）"。

PLF是把切除的骨或是骨盆的骨移植到椎骨的后侧，用植入物固定。PLIF是在椎骨与椎骨之间移植骨和人工骨，同样用金属植入物等来固定。

●前方固定术

前方固定术是从腹部到达椎骨，切除椎间盘或椎体。空出的部分要移植本人的骨来连接椎骨。之后也是用金属的植入物等进行固定。不管哪种方法，骨头粘上都需要6~12个月，在这期间需要佩戴护具或者打上石膏。有的人会担心，用金属钉固定的话是不是就不能弯腰了？但如果是第1、第2腰椎之间的话，是不会对日常生活造成任何影响的。

 脊椎固定术　最近也开发了"脊椎制动术（X-STOP）"这种新型固定术。在棘突之间设置制动器来扩张脊柱管使其稳定。

脊椎固定术

后方固定术

在腰椎错位不稳定的时候进行的，与椎间盘切除术和减压术同时进行的情况有很多。
切开背部，移植骨并用金属钉固定。

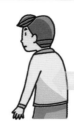

从腰背部
切开手术

后方固定术（PLF）

把骨移植到椎骨后侧，用由钛或者不锈钢制成的金属钉固定

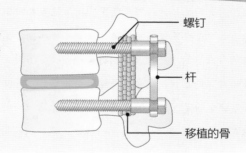

螺钉

杆

移植的骨

后方进入腰椎椎体间固定术（PLIF）

把骨移植到椎骨与椎骨之间
用金属钉固定

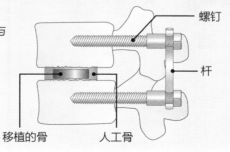

螺钉

杆

移植的骨　　　人工骨

椎体形成术

因骨质疏松症等骨头变脆引发压迫骨折，要进行"椎体形成术"。

与使用大螺钉的常规手术相比，是负担很小的新治疗方法。用气球打开压坏的椎体，注入骨粘固粉进行正骨、固定。

正式的名字是"经皮的椎体形成术（Balloon Kyphoplasty）"，其安全性和有效性都得到认可，从2011年开始适用于健康保险。适用于充分进行了保守疗法却仍然疼痛的情况。

手术按照下面的顺序进行。

首先全身麻醉，在背部切开10毫米左右，依照X射线把针插入压扁的椎体。在适当的位置让气球膨胀把椎体扩张之后，抽出气球，在空出的位置注入骨粘固粉。大约15分钟粘固粉凝固，椎体就基本回复到正常的形态。

在手术中能够充分固定的话，就会减轻疼痛，第二天就可能可以走路。只是，在通常的骨折中一次只能治疗一个椎体。另外由于骨折类型的不同，如果出现压迫神经的症状，则怀疑是粘固粉的漏出，所以不适应。

必须注意的是，这个手术并不能治疗骨质疏松症这个病。治疗的椎体因为粘固粉而增加了强度，但是其他的椎体还是脆弱的，所以一旦跌倒等也会让其他椎体出现压迫骨折的情况。

手术时间是60分钟左右，通常需要住院3~4天，但是原本就不能走路的人也可能需要住院2~3周。使用气球的椎体形成术只有接受过专门培训、考试合格的医生才能够进行。所以，现在接受这个手术的医疗机构有限。

 用语解说　压迫骨折　由于受到压力而出现的骨折。有骨质疏松症的话，即使一点压力就会骨折，也是腰痛的主要原因。

经皮的椎体形成术

发生压迫骨折时采用的手术

与常规手术相比对身体的负担少，是新的手术方法

① 在压坏的椎体中插入带有气球的针

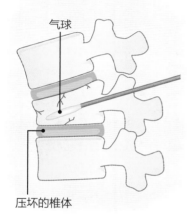

气球

压坏的椎体

② 使气球膨胀，让椎体恢复到原本的形态

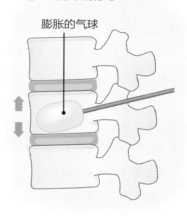

膨胀的气球

③ 拔出气球，在那个空间注入骨粘固粉

拔出气球出现的空间

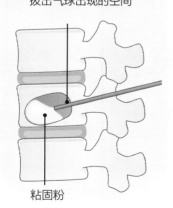

粘固粉

④ 15分钟左右粘固粉凝固，椎体恢复原本的形态

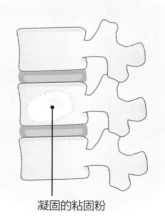

凝固的粘固粉

其他手术

●脊柱侧弯矫正手术

阻止进行性脊柱弯曲的发展，尽可能使其恢复正常形态的手术。

有切开背部在椎弓根用螺钉、杆、挂钩、钢丝等矫正固定的方法和切开侧胸腹或者侧腹部矫正椎体并固定的方法。

在矫正的脊柱中移植自己的骨或者人工骨。为了将来这个骨能愈合并能一辈子支撑身体。

因为是大型手术，所以在手术中会出血，很多人会在事先准备好自己的血液以迎接手术的那天。

●分离部修复术

是由疲劳骨折引起椎骨分离的时候，连接那部分并固定的手术。主要是用在年轻人的腰椎分离症上。中老年的分离症，由于通常椎间盘也已经受伤，并伴随着错位，所以一般会进行脊椎后方固定术。

分离症修复术首先要从腰后方切开，在分离部的两侧移植从骨盆等处取出的自己的骨或者人工骨，再用植入物和挂钩来固定。术后要佩戴护具，等待骨完全愈合。要经过3个月左右才能进行一些轻微运动。

●椎体置换术

椎体因脊椎骨疡和脊椎肿瘤等疾病，或者是因外伤破坏严重的时候进行的手术。

切开胸侧或者腹侧的皮肤，摘除患处的椎体和上下椎间盘。在那个空间移植从骨盆等取出的自己的骨或者人工骨。如果需要的话就用植入物、植入杆等紧紧固定。需要6~12个月骨才会完全愈合，这期间要避免体育运动和重体力劳动。

用语解说　　脊椎骨疡　结核菌感染脊椎引起的。容易在腰椎和胸椎发生，是腰痛和背痛的原因。脊椎后弯会引发下半身麻痹。

其他手术方法

脊柱侧弯矫正手术

术前

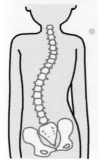

● 为了阻止脊柱弯曲的发展而进行

术后

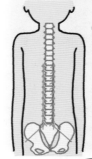

● 用植入物和杆等固定，矫正脊柱弯曲

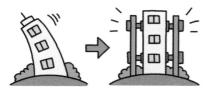

是阻止弯曲继续发展的手术

分离部修复术

术前

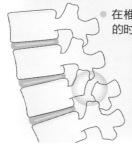

● 在椎骨分离的时候进行

术后

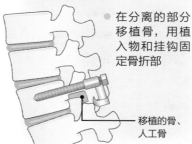

● 在分离的部分移植骨，用植入物和挂钩固定骨折部

移植的骨、人工骨

治疗腰痛的药

在腰痛的治疗上，药物疗法占有很大的比重。根据症状适当使用各种药。主要使用的药有下面这些。

● 消炎镇痛药

消除炎症、缓解疼痛的药。

● 非类固醇类消炎镇痛药（NSAIDs）

使用最广泛的消炎镇痛药。叫作前列腺素的物质会阻碍环氧合酶（COX）这个酶的工作，引起疼痛和肿胀，这个药是抑制前列腺素的产生，缓解疼痛。内服药、栓剂、贴药、涂抹药等，有很多种类。副作用是胃肠障碍和肾功能损伤障碍等。

● 对乙酰氨基酚

在脑的丘脑和大脑皮质中发挥作用，退热、缓解疼痛。安全性很高，市面上出售的感冒药等也含有该成分。

抗炎作用很弱，但对轻度及中度的疼痛很有效。副作用很小，但偶尔也会引起胃肠障碍和肝功能损伤等。

● 曲马多

是阿片类的非麻药性镇痛药，用于癌症的疼痛等，但对腰痛症和变形性膝关节症等慢性疼痛也有效，现在比阿片类药物使用的频率还高。

● 阿片类药物

主要用于癌症和手术后的疼痛，但在一部分慢性腰痛中也使用。镇痛作用很强，对非类固醇类消炎镇痛药抑制不了的剧痛也有效。副作用是便秘、恶心、犯困等。

 对乙酰氨基酚 作用很稳定的解热镇痛药。也用于感冒的发热、头痛、月经痛、牙痛等。在小儿的退热中使用栓剂或糖浆。

在腰痛的治疗上主要使用的是消炎镇痛药

非类固醇类消炎镇痛药（NSAIDs）

 特征 镇痛效果、消炎效果好，应用得最广泛

 种类 外用药、内服药、栓剂

 副作用 胃痛、胃不舒服、食欲不振等

外用药
- 有涂抹药和贴药
- 副作用小
- 对局部有效
- 有时会起斑疹

内服药
- 使用频率最高
- 可以期待广泛的效果
- 长期服用容易起副作用
- 正在开发副作用小的种类

栓剂
- 疼痛强烈的时候使用
- 有速效性
- 比内服药效果好
- 不习惯的话难以使用

对乙酰氨基酚

 特征 有解热、镇痛的效果，对解热、镇痛有效

 种类 内服药

 副作用 胃痛、食欲不振等

曲马多

 特征 对轻度及中度的疼痛有效

 种类 内服药

 副作用 便秘、恶心、呕吐、犯困等

阿片类药物

 特征 有强力的镇痛效果

 种类 内服药、贴药

 副作用 便秘、恶心、头晕、犯困等

●神经障碍性疼痛治疗药（普瑞巴林）

用于神经受压迫而引起的疼痛。抑制神经的兴奋，缓解疼痛。对坐骨神经痛很有效，也作为抗癫痫药来使用。

●改善血液循环药

主要用于腰部椎管狭窄症。腰部椎管狭窄症是由于神经受压，血液循环不好而在腿上出现麻木和疼痛。因此用改善血液循环药使血管扩张，促进血液循环。使用最广泛的是前列腺素制剂。

前列腺素制剂通过扩张血管，促进神经周围的血液循环来改善症状。特别是对由压迫马尾引起的间歇性跛行有效，可以说是特效药。虽然没有达到抗凝固药的那个疗效，但也有容易出血的情况。

●肌肉松弛药

肌肉松弛药是通过缓和肌肉的紧张来缓解疼痛。肌肉松弛药中有直接作用于肌肉的，也有作用于中枢神经来缓解紧张的，在腰痛中使用的是后者。

●抗抑郁药、抗焦虑药

用于神经受压迫，受到伤害引起的疼痛、用非类固醇类消炎镇痛药止不住的疼痛、原因不明的慢性腰痛等。

●抗抑郁药

疼痛的信号是由血清素等神经传导物质从神经细胞传达到神经细胞。抗抑郁药是阻碍神经传导物质被神经细胞捕获，激活抑制疼痛的神经的活动来缓解疼痛。对神经痛和紧张性腰痛有效。

●抗焦虑药

与肌肉松弛药一样，抗焦虑药也有减轻肌肉紧张的作用。另外也有缓解由疼痛造成的精神紧张的作用，也用于腰痛的治疗。

●骨质疏松症治疗药

为了防止由骨质疏松症引起的压迫骨折而使用。有抑制骨破坏的药、促进骨形成的药、帮助钙吸收的药等。

 用语解说　肌肉松弛药　作用于运动神经或中枢神经，抑制肌肉的收缩来缓解疼痛。主要药物有：妙纳、特内林、林拉克尔等。

一般性药物的使用基准

急性腰痛的情况

第一选择药

- 非类固醇类消炎镇痛药
  （含有COX-2抑制剂）
- 对乙酰氨基酚

第二选择药

- 肌肉松弛药

慢性腰痛的情况

第一选择药

- 非类固醇类消炎镇痛药
  （含有COX-2抑制剂）
- 对乙酰氨基酚

第二选择药

- 抗焦虑药
- 肌肉松弛药
- 抗抑郁药
- 阿片类药

* 参考《腰痛指南 2012》

COX-2选择性抑制剂

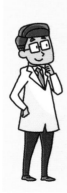

非类固醇类消炎镇痛药之一的COX-2抑制剂是通过阻碍叫作环氧合酶（COX）这种酵素的活动来缓解疼痛的。

这个COX有两种，COX-1有维持胃黏膜机能的作用，COX-2有使炎症恶化的作用。

原本的非类固醇类消炎镇痛药是哪种作用都抑制，所以作为副作用很容易出现胃肠障碍。所以开发了只抑制COX-2作用的，就是COX-2选择性抑制剂。

镇痛效果与原本的非类固醇类消炎镇痛药几乎一样，但是不容易出现胃肠障碍的副作用。

●二磷酸盐制剂

阻碍破坏骨的细胞（破骨细胞）的活动，抑制骨破坏，增加骨量。对预防压迫骨折非常有效，但有时会出现胃肠障碍，所有要用足量的水送服。

服药中如果接受牙科治疗的话，有必要根据情况停药，所以请事前询问医生和药剂师。

●SERM（选择性雌激素受体调节剂）

也叫作选择性雌激素受体调节剂，起着与女性雌激素相同的作用，能够防止骨破坏提高骨密度。用于闭经后的女性。

●甲状旁腺激素制剂

具有较好地促进骨头的形成及增加骨量的作用。用于已经有压迫骨折的人及重症骨质疏松症的人，效果非常好。

●降血钙素制剂

抑制破骨细胞的活动，促进骨头的形成，缓和腰背痛等由骨质疏松症引起的疼痛。

●维生素制剂

作用于肌肉和神经，起到缓解疼痛的作用。

●维生素B_{12}

维生素B_{12}有保持神经机能正常的作用。帮助受伤的末梢神经恢复，能够缓解腰痛和腿麻。

●维生素E

有扩张末梢血管促进血液循环的作用。能够缓解由血液循环不畅造成的腰痛和僵硬。

用语解说　**破骨细胞**　在骨头中有形成骨头的骨芽细胞和破坏骨头的破骨细胞，经常重获新生。破骨细胞有溶解旧骨钙质和骨胶原的作用。

主要的骨质疏松症治疗药

 二磷酸盐制剂

| 一般名 | 阿仑膦酸、利塞膦酸、米诺膦酸、羟乙膦酸

作用 ▶ 抑制破骨细胞的活动，防止骨破坏，增加骨量

 SERM（选择性雌激素受体调节剂）

| 一般名 | 雷洛昔芬、巴索洛昔芬

作用 ▶ 与雌激素一样的作用，抑制骨破坏，防止骨量减少

 甲状旁腺激素制剂

| 一般名 | 特立帕肽

作用 ▶ 促进骨形成，增加骨量

 降血钙素制剂

| 一般名 | 依降钙素、降钙素鲑精组蛋白

作用 ▶ 抑制骨破坏，缓解骨质疏松症造成的疼痛

 维生素 B$_{12}$

作用 ▶ 保持神经机能正常，帮助受伤的末梢神经恢复

 维生素 E

作用 ▶ 扩张末梢血管，促进血液循环

神经阻滞疗法

在剧痛的时候或者用消炎镇痛药不能止痛的时候，要选择神经阻滞疗法。在神经或神经周边注射局部麻醉剂，阻止向脑传递疼痛的信息。

疼痛会引发肌肉紧张，血液循环不畅，然后就会陷入持续疼痛的恶性循环中。

神经阻滞疗法是切断恶性循环来抑制疼痛，改善血液循环。可以使氧气和营养成分能够顺利到达患处，受伤的神经和肌肉也会恢复。有时也会使用消炎的类固醇药。

主要的阻滞疗法有以下几种。

●触发点阻滞

腰扭伤疼痛的时候，在一按就会很痛的点（压痛点、触发点）注射。效果可以持续几天到一周左右。

●硬膜外阻滞

在覆盖着脊髓和马尾的硬膜外侧空间注射。用在腰间盘脱出、椎管狭窄症、坐骨神经痛等由马尾及神经根障碍引起疼痛的情况。

根据疼痛部位的不同，有在腰椎注射和在骶椎注射两种情况。

●神经根阻滞

直接在受损的神经根注射。通过MRI等检查，明确症状的原因是神经根的时候，或者为了诊断而进行。医生用X射线一边确认位置，一边在症状根源的神经根上注射。

  骶椎 在脊椎下部的三角形骨头，由5块椎骨结合而成，与髋骨一同形成骨盆，上部与腰椎的最下部结合。

主要的神经阻滞法

触发点阻滞

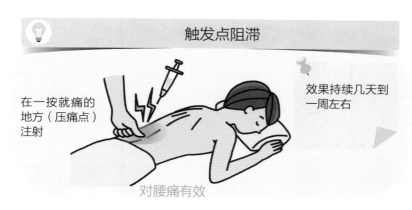

在一按就痛的
地方（压痛点）
注射

效果持续几天到
一周左右

对腰痛有效

硬膜外阻滞

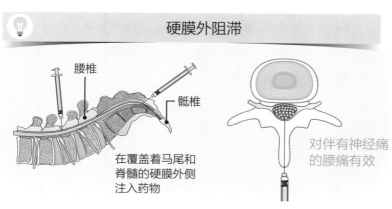

腰椎

骶椎

在覆盖着马尾和
脊髓的硬膜外侧
注入药物

对伴有神经痛
的腰痛有效

神经根阻滞

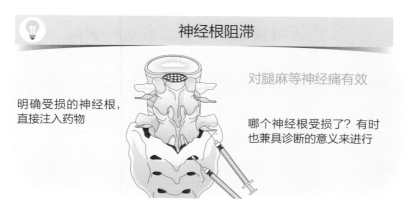

明确受损的神经根，
直接注入药物

对腿麻等神经痛有效

哪个神经根受损了？有时
也兼具诊断的意义来进行

治疗膝盖痛的手术

关节镜下清除术

"关节镜下清除术"是针对由膝盖软骨、半月板轻度变形产生的疼痛进行的，但问题是效果的持续时间有限。此外，作为变形性膝关节症的手术方法，还有"人工膝关节手术""高位胫骨切除术"等。

由于轻度变形关节软骨和半月板起毛、剥落的碎片会引起疼痛，在这样的情况下就要进行关节镜下清除术。也叫作"关节镜手术"或者"关节镜可视下手术"。

手术是按下面的顺序进行的。

关节镜下清除术是在腰椎麻醉的基础上，在膝盖骨周边打2～3个7毫米的孔，从那插入前端带有纤维相机的关节镜。

医生插入手术器具，看着监视器画面，修整起毛的关节软骨表面，取出浮游的软骨碎片。另外也要切除疼痛原因的炎症性滑膜，揭下治愈的关节腔等。

在膝关节内进行彻底的清扫就是这个手术的目的。手术时间在1个小时左右。

在手术的第二天就可能弯曲伸展膝盖以及走路。几天就可以出院，2-3周后术后的疼痛和不适感也会消失，能够过和平常一样的生活。因为伤口小，所以对身体的负担也少，高龄者和有慢性病的患者也很容易接受，是这个手术最大的优点。只是，并不能让软骨再生，所以效果的持续时间有限，经常会出现再次疼痛。

术后也要严格地进行运动疗法和体重管理，预防复发是非常重要的。

用语解说 **半月板** 在股骨与胫骨之间的软骨。在膝关节的外侧和内侧有一对月牙状的板，叫作外侧半月板、内侧半月板。

关节镜下清除术

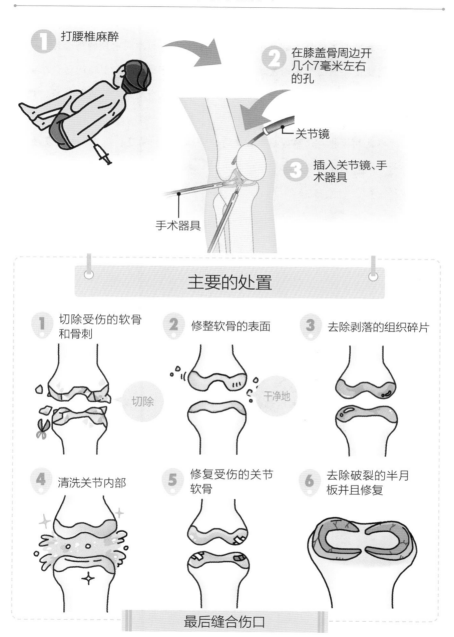

① 打腰椎麻醉

② 在膝盖骨周边开几个7毫米左右的孔

关节镜

③ 插入关节镜、手术器具

手术器具

主要的处置

① 切除受伤的软骨和骨刺

切除

② 修整软骨的表面

干净地

③ 去除剥落的组织碎片

④ 清洗关节内部

⑤ 修复受伤的关节软骨

⑥ 去除破裂的半月板并且修复

最后缝合伤口

　　是切断胫骨再连接，调整承重方向的手术。以初期到中期的患者为对象，在因O型腿使膝盖变形不断发展出现疼痛的情况下进行。O型腿的话会给关节内侧带来负担，只有内侧的关节软骨磨损。于是就会越来越向内侧倾斜，严重的话就会变形。

　　所以就切掉骨，让膝盖的负担平均，矫正下肢的角度，阻止其继续发展。

　　高位胫骨切除术根据切除胫骨的方法，大致分为"封闭楔形法"和"开放楔形法"。

　　●封闭楔形法

　　从胫骨外侧把骨切成楔状。为了维持与胫骨间的平衡，腓骨也要切。各自接骨，用金属板固定。因为切掉了骨，所以与手术前相比腿会变短一些。

　　●开放楔形法

　　与封闭楔形法相反，从内侧向外侧切开胫骨。在那里插入楔状的人工骨，用金属固定。与手术前相比腿会变长一些。与封闭楔形法相比，手术时间和住院时间都短，对身体的负担也少，所以近年很流行。只是能够矫正的角度有限，不适用于变形严重的人。

　　不管是哪种手术，术后都会有点X型腿。手术时间是1～2个小时，住院时间是4～6个星期。然后还要进行1个月左右的康复训练，要回到正常的生活大概需要半年的时间。为了能够保存关节，康复后就让膝盖自由地活动。体育运动、登山、重劳动、跪坐也是可能的。

用语解说　胫骨　从膝盖到脚踝之间的2根骨中，在内侧的比较粗的骨。与后外侧的腓骨一起构成小腿骨。长度仅次于股骨。

高位胫骨切除术

内侧或外侧的关节缝隙变窄的话就会加速变形

因此

通过切除骨矫正变形的角度,改变承重方向,使变窄的关节缝隙扩大

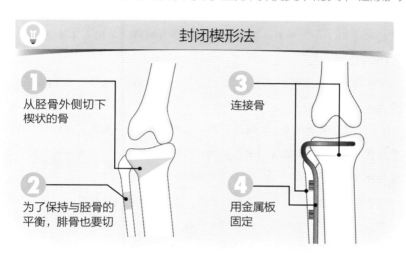

封闭楔形法

1 从胫骨外侧切下楔状的骨

2 为了保持与胫骨的平衡,腓骨也要切

3 连接骨

4 用金属板固定

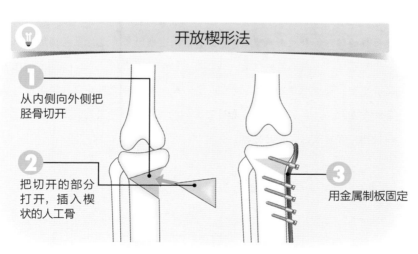

开放楔形法

1 从内侧向外侧把胫骨切开

2 把切开的部分打开,插入楔状的人工骨

3 用金属制板固定

人工膝关节手术

去除膝关节受损伤的部分，替换成人工关节的手术。是在变形程度很严重，由于疼痛影响了日常生活的时候，以及做高位胫骨切除术也没希望恢复时进行的手术。

根据损伤的情况，有把整个膝关节置换成人工关节的"人工膝关节全置换术（TKA）"和只是置换股骨与胫骨内侧的"单侧人工膝关节置换术（UKA）"。

在TKA中也有尽量让切开部分小的"小切口人工膝关节手术（MIS）"，需要很难的技术手法。

人工关节是由钛合金、钴铬合金、陶瓷、聚乙烯等制成，由股骨侧的"股骨组件"、代替关节软骨的聚乙烯制的"胫骨镶块"、代替膝盖碗儿的"膝盖骨组件"等部件构成。

手术的顺序是，从膝盖骨内侧切开，去除受损的关节软骨。配合人工关节的形状，削好股骨和胫骨，做好设置准备。在这个部分装入人工关节，用医用粘固粉或螺杆等固定缝合。手术时间是1个小时左右。

人工关节部分活动得很顺畅，即使受力也不会痛。手术的第二天就可以开始步行的练习。住院时间是1个月左右，在这期间需要进行康复训练。出院的时候几乎可以回到平常的生活，所以有尽快回归社会的优点。UKA和MIS的时间会更短，大概住院2周左右就可以了。人工关节的使用寿命也增加了，现在是20年左右。只是有不能跪坐和进行激烈的体育运动等限制。另外，由于磨损和松弛，有时候也需要进行再次手术。

用语解说　**人工关节**　股骨和胫骨部分的本体是由金属制成的，但是胫骨部分的上面和膝盖骨的表面是由聚乙烯制成的，起到关节软骨的作用。

人工膝关节手术

膝盖变形严重,
在其他方法没希望改善的时候进行

💡 人工膝关节全置换术(TKA)

1 从膝盖骨内侧切开10~15厘米

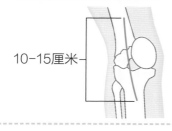

10-15厘米

2 去除受损伤的关节软骨

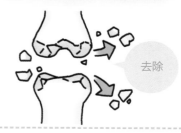

去除

3 配合人工关节,
削好大腿骨和胫骨

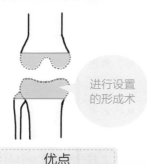

进行设置
的形成术

4 装入人工关节,用粘固粉或
螺杆固定

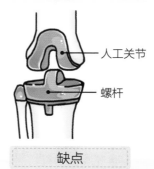

人工关节

螺杆

优点

- 也可以用于晚期患者
- 疼痛立刻停止
- 住院时间短
- 能够尽早回归社会

缺点

- 不能做蹲或跪坐等让膝盖深度弯曲的
  动作
- 必须避免对膝盖冲击大的体育运动
- 如果磨损或松弛的话,需要再次手术

半月板切除术、半月板缝合术

损伤的半月板出现剧痛或运动限制的时候就要进行关节镜下手术（对身体伤害很小）。半月板是由软骨成分构成，血流很少，是损伤后机能恢复很困难的组织。

年轻人因为体育运动等遭受外伤的时候，如果断裂部的血液循环良好，也有可能缝合半月板。这是很难的手术，但是通过缝合有让断裂部位完全恢复机能的可能性。

因为老化逐渐变性断裂的半月板即使缝合也不能恢复，所以就进行切除受损部分的"半月板切除术"。能够一时改善疼痛和可活动范围的限制。

手术时间是1～2小时，住院时间是切除的话1周左右，缝合的话2周左右。

韧带再建手术

韧带断裂的时候和膝盖骨容易脱臼的时候就要进行韧带再建手术。

●前十字韧带再建手术

膝关节的4根韧带之中，特别是"前十字韧带"断裂的话，关节的制动性降低，走路会变得不稳定。直接缝合很困难，所以不稳定性不改善的时候就要进行再建手术。

我们称之为"自体肌腱移植"，首先从膝盖周边取下肌腱，在原本前十字韧带经过的部位开洞移植，两端用螺钉或扣子固定。手术需要使用关节镜来进行，住院时间是1～2周。因为移植的肌腱要恢复到一定程度的强韧需要一些时间，所以需要长期的康复训练。轻微的慢跑和肌肉训练尽量做3～4个月，恢复到能做普通的体育运动大概需要8～9个月。

 用语解说   关节镜   内视镜的一种，在细管的顶端有镜片和灯。在显示器上放大显示出来，具有详细了解患处状态的优点。

膝盖手术

💡 半月板切除术、半月板缝合术

切除损伤的半月板并且缝合

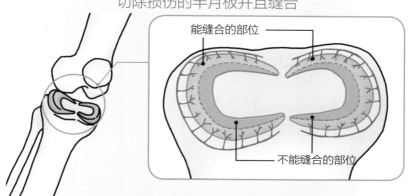

血液流通的部位能缝合，但是血液不流通的
部位不能缝合，所以需要切除破损部分

💡 前十字韧带再建手术

由韧带损伤造成走路、运动不稳定的时候进行

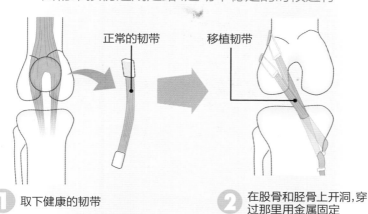

① 取下健康的韧带

② 在股骨和胫骨上开洞,穿过那里用金属固定

●膝关节内侧副韧带再建手术

剧烈的运动等会使支撑膝盖骨的内侧副韧带受损，膝盖骨就容易向外侧脱臼。这种情况进行的就是膝关节内侧副韧带再建手术。

把从膝盖内侧取下的腿筋肌腱或者人工韧带移植到内侧副韧带原本所在的部位，用金属零件固定。手术需要用关节镜，住院时间是2周左右。正式回归体育运动需要8~9个月。

关节固定术

关节破坏很严重，疼痛很剧烈，其他方法看不到改善的情况下进行的。

把关节软骨全部切除，让骨之间相互接触，在膝关节伸直的状态下，用螺钉或板固定，变成无关节的状态。

做了这个手术虽然会不再疼痛了，但是关节也变得完全不能动了。因为关节没有了运动功能，所以会出现各种各样的障碍。在人工膝关节手术等其他治疗方法显著进步的现在，在变形性膝关节症中几乎都不用这种"关节固定术"了。

膝盖积水抽出

膝关节内发炎，关节液异常分泌，在膝盖处积水的状态，也就是关节水肿，可以用注射针把液体抽出（关节穿刺）。

膝盖处积水的话关节内压就变高，疼痛就会加剧。因此肌肉紧张，血液循环就变得不畅，不利于排出关节内的废物。这样就会陷入更加导致发炎，积水越来越多的恶性循环中。只是，即使抽出了关节液，炎症如果不改善的话也会马上再积水。这时候就不只是关节穿刺，也需要同时进行消炎的药物疗法和注射等。

 用语解说　　腿筋　在大腿内侧的肌肉的总称。由大腿二头肌、半膜状肌、半腱状肌构成。在弯曲膝盖或者向后侧踢脚的时候使用。

膝盖手术和主要处置

膝盖关节内侧副韧带再建手术

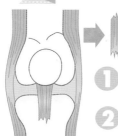

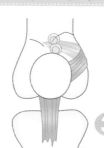

① 从自己的身体上取下肌腱

② 在膝盖骨和股骨上开洞,穿过那里

③ 两端用螺钉等固定
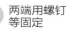

膝盖积水抽出

水容易在膝盖骨上部积存

积水的话 ➡ 疼痛增加,血液循环变得不好

 水积存得更多 ⬅ 炎症更加恶化 ⬅ 关节内废物的排出变慢

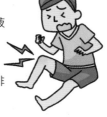

处置

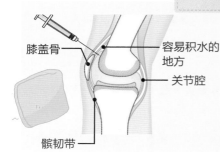

膝盖骨 ── 容易积水的地方

── 关节腔

髌韧带 ──

● 用注射针抽出积水
  也要进行消炎的药物疗法、注射透明质酸、注射类固醇等

● 用温热疗法促进血液循环

不只是抽出膝关节积水,也需要同时进行药物疗法和关节内注射。

治疗膝盖痛的药

关节内直接注入治疗药

膝盖痛和腰痛一样，要根据疼痛的程度使用消炎镇痛药。另外有时也在关节腔内直接注入透明质酸或类固醇药。

●消炎镇痛药

膝盖痛的话就会懒得动。于是，肌肉能力降低，关节也变得僵硬，走路能力降低。血液循环也会变得不畅，疼痛越来越厉害。要想切断这样的恶性循环，必须先缓解疼痛。

在膝盖痛中使用最多的消炎镇痛药是非类固醇类消炎镇痛药（NSAIDs）。有外用药、内服药和栓剂等。

外用药有涂抹的药和贴药，有使用方便的优点，但是只有局部的效果，也有因人而异起斑疹等缺点。

内服药比外用药效果好，被广泛使用。与外用药同时使用的话，效果会更好。只是，长时间使用的话，会出现胃痛、胃不舒服、食欲不振等胃肠障碍。最近，也出现了这些副作用少的"COX-2选择性抑制剂"。栓剂有速效性效果也很好，用于疼痛非常剧烈的时候。

此外，有解热、镇痛作用，安全性比较高的对乙酰氨基酚也经常使用。

疼痛剧烈，非类固醇类消炎镇痛药和对乙酰氨基酚没有效的时候，也可以使用有强效镇痛作用的麻药类阿片类药物。阿片类药物也有内服药和外用药。

●注射透明质酸

透明质酸是关节液的主要成分，它保护关节软骨，有让关节运动平滑的作用。

变形性膝关节症就是因为这个透明质酸减少，容易使软骨磨损引起炎症。

所以把透明质酸直接注入关节进行补充就是"注射透明质酸"。通过这个可以预防关节软骨的破坏、消炎、镇痛。

 透明质酸 黏多糖类的一种，有连接细胞间或组织间的作用。保水力非常高，1克就能保持数升水。

在膝盖痛的治疗上主要使用的消炎镇痛药

与腰痛一样，要根据疼痛的程度来选择消炎镇痛药

非类固醇类消炎镇痛药（NSAIDs）

 特征 抑制引起疼痛和肿胀的前列腺素的产生

 种类 外用药、内服药、栓剂

 副作用 胃痛、胃不舒服、食欲不振等

外用药	内服药	栓剂
● 有涂抹药和贴药	● 使用频率最高	● 疼痛强烈的时候使用
● 副作用小	● 可以期待广泛的效果	● 有速效性
● 对局部有效	● 长期服用容易起副作用	● 比内服药效果好
● 有时会起斑疹	● 正在开发副作用小的种类	● 不习惯的话难以使用

对乙酰氨基酚

 特征 退热、缓解疼痛

 种类 内服药

 副作用 胃痛、食欲不振等

阿片类药物

 特征 用强力的镇痛效果抑制疼痛

 种类 内服药、贴药

 副作用 便秘、恶心、头晕、犯困

●注射透明质酸

一般来说一周注入一次，连续注入5周。之后再根据症状一个月注入几次。与后面讲述的注射类固醇药相比，这种方法需要一段时间才能看出效果，但是对疼痛和炎症的抑制作用却能持续很长时间。几乎没有副作用也是其最大的优点。

想要注射透明质酸发挥效果必须是处于初期至中期的患者，如果关节软骨的破坏已经到了晚期，就基本没效果了。要想透明质酸有效必须要从早期开始。

●注射类固醇药

炎症非常严重，即使用消炎镇痛药和注射透明质酸也不能止痛的时候，就要在关节内注入类固醇类抗炎症药，这叫作"注射类固醇药"。类固醇药有速效性，其强大的抗炎症作用可以消炎镇痛。虽然能很快地改善，但是频繁使用，副作用令人担心。反而有时候会使关节软骨受伤，所以希望能够慎重地给药。

据欧美的研究，间隔3个月以上，一年使用2次的话，几乎不必担心有副作用。

即使是关节液积存在膝盖的"关节水肿"，在抽出关节液后，为了消炎有时也会注射透明质酸或注射类固醇药。

类固醇药　在肾上腺皮质激素中，把含有糖质肾上腺皮质类脂醇的成分化学合成的药。用于各种各样疾病的治疗中。

膝盖的关节内注射

注射透明质酸

对初期到中期的症状有效

透明质酸

存在于关节液中，保护软骨

减少的话就容易引起炎症

透明质酸

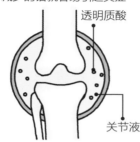

关节液

注入透明质酸补充

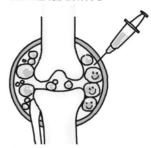

注射透明质酸的效果

- 保护软骨
- 让关节的运动平滑
- 缓和膝关节的炎症和疼痛
- 恢复关节的弹力

注射类固醇药

疼痛剧烈，其他药物疗法没有效果的时候使用

注射类固醇药的效果

- 有速效性
- 抗炎效果、镇痛效果好
- 抑制关节水肿

注射类固醇药

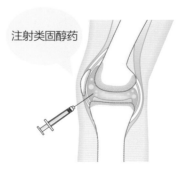

副作用

- 膝盖疼痛、肿胀、发热
- 容易出现感染
- 破坏关节软骨

也在关节腔内注射透明质酸、类固醇药来进行缓解疼痛的治疗。

其他治疗法

保健品被广泛地宣传着。对膝盖痛有效的是氨基葡萄糖和软骨素。关节软骨中水分占60%～80%，骨胶原占15%～20%，其他的就是透明质酸和蛋白聚糖等。氨基葡萄糖是蛋白聚糖的原料，软骨素是构成成分。一般来说，氨基葡萄糖有软骨的再生、修复作用，软骨素有保护软骨、保持水分的作用。

因此，可以说氨基葡萄糖和软骨素的保健品"对膝盖痛有效"，但是其有效性缺乏科学根据，无法评价。

贴膏药

一般在突然腰痛或者膝盖痛的时候，马上拿来用的就是市面上出售的膏药。即使去关节外科就诊，大多数的时候处方上开的也是膏药。膏药大致分为冷敷贴和温敷贴两种类型。

冷敷贴有冷却患处的作用，所以在扭伤、磕碰等有急性炎症的时候使用。

温敷贴中含有辣椒提取物等加热患处的成分，对血液循环不畅的肩酸、腰痛等有效。

其他的还有经皮吸收型持续性疼痛治疗剂等。最近也使用每周更换一次含有阿片类药物成分的无跨度胶带。

用语解说 **蛋白聚糖** 蛋白质与黏多糖类的复合体。在体内广泛存在，也是软骨的主要成分。与骨胶原及透明质酸等一起维持着组织。

保健品与贴膏的使用方法

内服保健品

经常使用的保健品

● 氨基葡萄糖

● 软骨素

这些是

软骨的成分、原料

! 只是,关于效果缺乏科学根据

贴膏的贴法

腰

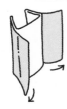

把薄膜侧在前面折成3折

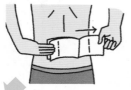

把一面贴在腰上,慢慢揭掉薄膜

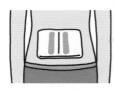

把另一侧的薄膜也剥掉,紧紧贴好

膝盖

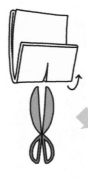

把贴膏错开折成2折,在中间剪个2~3厘米的切口

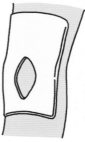

短的在下,长的在上,将膝盖伸直贴上

坐骨神经痛是什么？

我们平时无意中就会使用"坐骨神经痛"这个词，但是实际上这并不是疾病名称。从屁股到大腿内侧，甚至到脚尖出现刺痛或麻木的症状总称为"坐骨神经痛"。就和把头痛称为"头痛"是一样的。

坐骨神经是人体中最粗的末梢神经。与末梢神经这个词的印象相反，有扁面条那样的粗细。

那么，再稍微详细地看一下坐骨神经吧！

就像前面说过的那样，腰的周围布满了叫作马尾的神经。这个马尾是由腰神经、骶骨神经、尾骨神经三个脊髓神经构成，各自通过叫椎间孔的洞延伸到脊柱管外面。

第4、第5腰神经与第1～第3骶骨神经在离开脊柱管后凑在一起成为一个神经，这个就是坐骨神经。

坐骨神经是从屁股经过大腿内侧，在膝盖内侧分为两股。从小腿外侧到脚背的"总腓骨神经"和从小腿肚到脚掌的"胫骨神经"。

一压迫马尾的话，屁股、腿、脚尖都会出现疼痛或麻木就是这个原因。不是屁股或脚的问题，真正的原因是在腰部。

所以，说到"疾病名称是？"的话，是真正原因所在的腰部疾病，例如"椎间盘脱出"等。

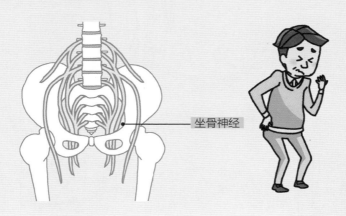

坐骨神经

128

第5章

战胜腰痛、膝盖痛

我们经常说腰痛和膝盖痛是从生活习惯来的。重新审视一下生活习惯，检查看看是否有引起腰痛和膝盖痛的主要原因。能改善的地方就改善，如果找到能自己去改善的方法就积极地努力！

容易导致腰痛、膝盖痛的生活习惯

　　要想改善腰痛或者膝盖痛，首先重新审视生活习惯是很重要的。特别是不好的姿势是导致腰痛或膝盖痛的最大要因。请注意要尽量地保持正确的姿势。正确的姿势是指让脊椎保持自然的S形曲线的状态。站立的时候轻拉下颚，直视前方。放松肩部，轻轻收紧腹部，让背部和膝盖自然伸展。用正确的姿势站立的话，身体的重心应该是在大脚趾周边。

　　坐在椅子上的时候，要背部挺直，轻轻收紧下腹，腰和大腿的角度尽量保持成直角，深深坐下。这个时候，脚掌与地面紧贴，这种椅子的高度是最好的。

　　开车的时候如果座椅太低太倾斜，或者离方向盘的距离太近的话，也会给腰或膝盖造成负担。握住方向盘的时候，肘部轻轻弯曲，脚放在踏板上的时候，膝盖比大腿根稍微高一点，按照这个调整座椅的位置吧。

　　走路的时候，用正确的姿势站立，直视前方，两手轻轻握着。迈出的脚从后脚跟稳稳着地，再用脚尖踢出去。背部和膝盖自然伸展，有节奏地摆动手臂走。因为运动不足也是腰痛和膝盖痛的原因，所以每天都做些慢走和肌肉训练等适度的运动比较好。另外，从事必须得长时间坐着或站着这些保持同一姿势的工作、蹲着或向前弯腰动作多的工作、抬重物的工作，这些人也需要特别注意。在休息的时候可以做做伸展运动。

用语解说　　伸展运动　伸展是拉、伸的意思，以缓解肌肉紧张、提高柔软性、扩大关节可活动范围等为目的而进行的体操。

正确的姿势

站立的时候

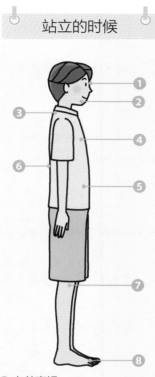

① 向前直视
② 轻收下颚
③ 放松肩部
④ 不勉强向后仰
⑤ 轻轻收紧腹部
⑥ 背部自然伸展
　 伸展膝盖
⑧ 重心在大脚趾的根部

坐着的时候

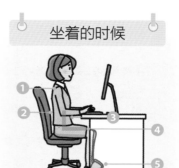

① 背部自然伸展
② 靠背与腰之间的距离大概一拳远
③ 轻轻收紧下腹
④ 腰与大腿的角度大致是直角
⑤ 坐在脚掌紧贴地面的高度

开车的时候

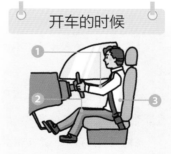

① 肘部轻轻弯曲
② 膝盖比大腿根略高
③ 靠在椅背上背部容易伸展

这样的姿势和动作 NG！

● 盘腿坐　●侧身坐　●半蹲半坐
● 体操坐　●向前弯身子　●蹲着
● 伸展着膝盖举起东西

● 单脚站立换衣服
● 只用单手提重物
● 突然的动作

131

灵活使用辅助物品

在腰痛和膝盖痛的治疗上，辅助物品是不可缺少的。灵活使用来缓解疼痛，防止病情的发展吧！

●支撑物

对膝盖痛有效，起到稳定膝关节、保温的作用。大致分为有伸缩性的布制的保温型和有支柱的固定型两种。这两种中都有很多种类，尝试选择适合自己身体的吧！

●护腰

有提高腹压使腰椎稳定，限制腰部活动保持静止，保护腰部，保持正确姿势等作用。

从在骨折的急性期及手术后使用的硬实型、普通腰痛使用的柔软型到能容易买到的简易型，种类有很多。

市面上出售的因为尺寸不合适，所以尽量避免购买，要在医院由医生下处方。

分型号的简易型用于急性期的腰痛，慢性腰痛、腰椎分离滑脱症等固定术后有不稳定的时候需要定做。

普通腰痛的情况，疼痛稍微缓解之后就解下，换成运动疗法比较好。

●拐杖

使用拐杖能够分散体重，减轻膝盖的负担，也能起到防止跌倒的作用。拐杖也有各种种类，最近时尚设计的拐杖也多起来了。选择便于携带、适合自己身高的很重要。不知道如何选的时候，请到医院咨询物理治疗师后再购买！

 护具　医疗用的硬性护具和软性护具，义肢护具师根据患者的症状及体型定做的。适用于健康保险。

主要的辅助物品

支撑物

固定型

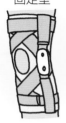

- 有支柱，有让膝盖稳定的效果
- 用于韧带损伤的有很多种，所以请咨询医生
- 在医生的指导下佩戴

保温型

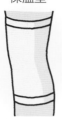

- 柔软的有伸缩性的布制成的，有保温效果
- 不要过紧，选择适合的型号
- 用于变形性膝关节症等

护腰

硬性护腰

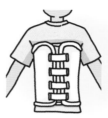

- 在骨折急性期和手术后佩戴
- 由塑料或金属制成，很硬

软性护腰

- 适用于所有腰痛
- 有金属等做成的支柱，由带网眼等有弹力的材料制成

简易护腰

- 广泛应用于腰扭伤和慢性腰痛等
- 有伸缩性的布制
- 医生的处方或者在药店和体育用品店也能买到

拐杖

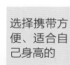

选择携带方便、适合自己身高的

拿着的时候肘部弯曲 30 度左右的长短是最适合的

T 字形

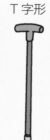

- 最普及的

形前臂固定型

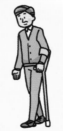

- 腕能通过胳膊固定
- 握力弱也能使用

4 点支撑拐杖

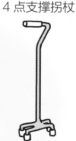

- 稳定性高

最好在医院咨询物理治疗师后再购买

运动疗法

运动疗法对腰痛和膝盖痛都有效。只是在疼痛和麻木严重的时候不能勉强进行。症状在某种程度上缓解了之后从轻微的伸展运动开始，逐渐地增加运动强度。

主要的运动是伸展运动和肌肉训练。腰痛主要是锻炼腹部肌肉和背部肌肉。

A 腰部和背部的伸展运动

1. 两腿平伸仰卧
2. 双手抱住一条腿的膝盖，一边慢慢地深呼吸一边拉向胸部，保持10 秒
3. 另一条腿也进行同样的动作

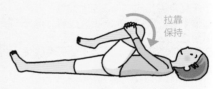

拉靠
保持

B 大腿内侧的伸展运动

1. 仰卧，一条腿向上抬成直角，用双手支撑膝盖内侧
2. 弯曲伸展膝盖，慢慢将膝盖尽量伸直
3. 在能伸的最大限度的位置上保持10 秒
4. 另一条腿也进行同样的动作

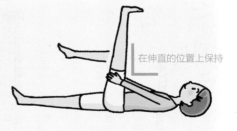

在伸直的位置上保持

A、B 两种运动，10 次为 1 组，每天进行 2 组以上

用语解说 　肌肉训练　以强化肌肉、增加肌肉量为目的进行的训练。给肌肉增加适度的负荷进行锻炼，有助于保持健康。

A 腹部肌肉训练

① 仰卧，将两个膝盖抬起来，下巴微收，在腹部肌肉上用力慢慢抬起上身

② 在45度的位置保持5秒

如果45度很费力，在力所能及的范围也可以

不能靠反弹力量起身

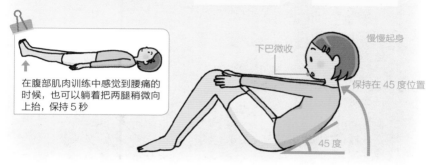

在腹部肌肉训练中感觉到腰痛的时候，也可以躺着把两腿稍微向上抬，保持5秒

下巴微收

慢慢起身

保持在45度位置

45度

B 背部肌肉训练

① 俯卧，在肚脐下面一点放一个靠垫或枕头

② 下巴微收，腿贴在床上，在背部肌肉用力慢慢抬起上身

③ 在抬起10厘米左右的位置保持5秒同时收紧臀部更有效

如果10厘米很费力，在力所能及的范围也可以

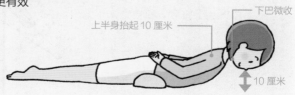

上半身抬起10厘米

下巴微收

10厘米

A、B两种运动，以10次为1组，一天进行2组以上

膝盖痛体操提高走路机能

在膝盖痛中主要是锻炼大腿的前侧肌肉——股四头肌。股四头肌在进行膝盖弯曲伸直的同时，也担负着支撑膝关节的作用。锻炼这个肌肉会使膝关节稳定，所以能够减轻膝盖的负担。在不觉得疼痛的范围内进行，坚持很重要。

膝盖的伸展运动

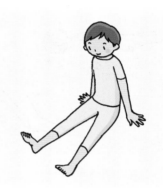

1 膝盖伸直坐下

2 在膝盖上用力伸直右脚脚尖，保持5秒

3 在膝盖上用力立起右脚脚尖，保持5秒。左脚也进行同样的动作

✏ 左右各一次进行一组

膝盖的伸展运动

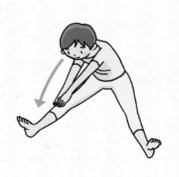

1 两腿微微打开坐在地上，把右腿伸直

2 挺直背部，身体向着右腿的方向慢慢倾倒

3 保持这个姿势10秒，再把身体恢复原状

4 重复进行②~③3~5次。左脚也进行同样的动作

✏ 左右各3~5次进行一组

用语解说 　**股四头肌** 连接股骨的股直肌、股中间肌、股外侧肌、股内侧肌四块肌肉的总称。是全身肌肉中最大最强的。

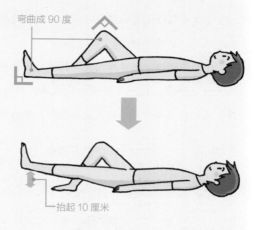

抬腿体操

1. 双腿伸直仰卧，右膝弯曲成 90 度，左脚立起成直角

2. 左脚慢慢向上抬起 10 厘米，就这样保持 5 秒

3. 左脚慢慢放下，休息 2 ~ 3 秒

4. 重复进行① ~ ③ 20 次。左右腿交换进行同样的动作

弯曲成 90 度

抬起 10 厘米

左右各 20 次进行一组

侧卧体操

1. 侧躺在地上，手放在舒服的位置，下面的腿弯曲成直角

2. 上面的腿抬起 10 厘米，就这样保持 5 秒

3. 重复进行① ~ ② 20 次。另一侧的腿也进行同样的动作

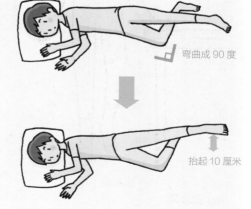

弯曲成 90 度

抬起 10 厘米

左右各 20 次进行一组

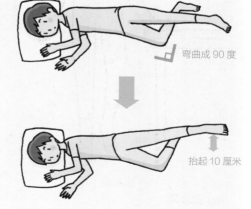

原地动力训练塑造健康身体

与身体活动相关的部分——运动器官的机能衰退，生活的自理能力降低的状态叫作"运动障碍综合征"。

运动障碍综合征从椎间盘和软骨的退化开始。逐渐地姿势变得不正确，肌肉力量也降低，出现了腰痛和膝盖痛。因为这个行动机能降低，自理变得困难。通过原地动力训练延长健康寿命，过积极的生活吧！

原地动力训练之一 具备平衡能力

单脚站立

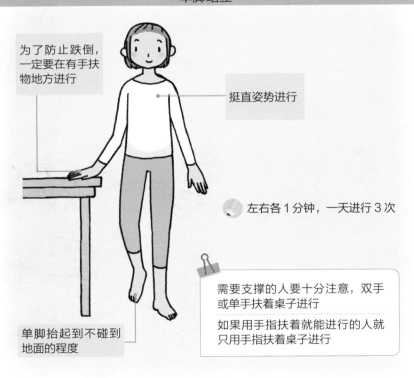

为了防止跌倒，一定要在有手扶物地方进行

挺直姿势进行

左右各 1 分钟，一天进行 3 次

单脚抬起到不碰到地面的程度

需要支撑的人要十分注意，双手或单手扶着桌子进行

如果用手指扶着就能进行的人就只用手指扶着桌子进行

 用语解说　健康寿命　是指不因为健康问题在日常生活中受限制生活的期间。是在 2000 年由 WHO（世界卫生组织）提倡的概念。

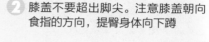

原地动力训练之二 提升下肢肌肉力量

下蹲运动

1 双脚分开比肩宽一点站立。脚尖分开30度左右

2 膝盖不要超出脚尖。注意膝盖朝向食指的方向，提臀身体向下蹲

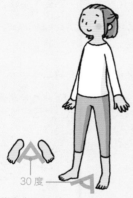

30度

脚尖分开30度

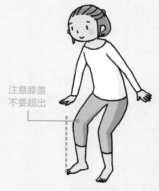

注意膝盖不要超出

 以深呼吸的节奏重复5～6次。一天进行3次

做动作时请注意不要屏住呼吸

为了不给膝盖添加过大的负担，请注意膝盖不要弯曲90度以上

大腿前后的肌肉是不是用力了？有意识地慢慢进行

需要支撑的人要十分注意，手扶着桌子进行

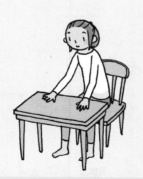

不能进行下蹲运动的时候，就坐在椅子上，手扶着桌子，重复起立坐下的动作

* 参考《公益社团法人日本关节外科学会 运动障碍小册子》

锻炼腰腿的有氧运动

如果在伸展运动和肌肉训练中也加上有氧运动的话，就会更好地锻炼腰腿部的肌肉。不仅仅是这样，还具有促进血液循环、提高骨密度、减肥、解除紧张等各种效果。在有氧运动中，最容易进行的就是步行。只是有时如果做法不对的话反而会使症状恶化。

不用多，以一天20～30分钟，一周2次为目标就可以。为了不给腰腿增加负担，请尽量选择在平坦的土路上进行。穿着缓冲性能高的鞋，以正确的姿势走路是非常重要的。

对轻微步行也会感到有负担的人推荐水中步行、健身脚踏车、水中运动。因为有浮力，对膝盖和腰的负担减轻的同时，由于水的阻力也能得到很好的效果。

步行

以正确的姿势行走

- 视线笔直向前
- 轻微收下颚
- 收紧腹部
- 背部自然伸展
- 双手轻握，有节奏地摆动
- 步幅大一点

重度的人和肥胖的人要事前咨询医生

别太勉强

与柏油路相比土路更好，选择高低差小比较平坦的路面

穿着缓冲性能高的步行鞋

由脚跟稳稳着地，用脚尖踢出去

用语解说　有氧运动　步行、游泳、自行车等需要长时间进行的运动。吸取体内的氧气让脂肪燃烧，作为能量来源。

水中步行

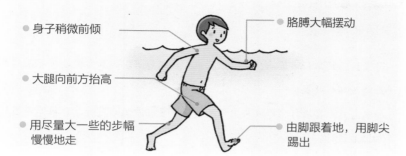

- 身子稍微前倾
- 大腿向前方抬高
- 用尽量大一些的步幅慢慢地走
- 胳膊大幅摆动
- 由脚跟着地，用脚尖踢出

水中伸展运动

① 脚尖与膝盖的方向并齐，双脚打开与肩同宽

② 做腰落下再抬起的屈伸运动

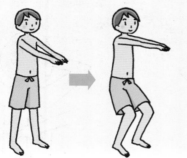

🔵 10 ～ 20 次为一组

> 轻轻地跳跃也可以
> 自然呼吸
> 轻松地边感受水的阻力边放松

水中肌肉训练

① 双脚打开，膝盖微微弯曲

② 双手向前伸出，上半身左右来回转动

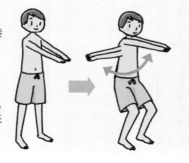

🔵 10 ～ 20 次为一组

> 把手掌垂直负担就会变重
> 根据身体运动的速度水的阻力也会变强，所以用身体能承受的速度

在家就能做的按摩法

对慢性的腰痛和膝盖痛，按摩很有效。按摩能够缓解肌肉僵硬和紧张，有促进血液循环的效果。

加热患处后再进行按摩效果更好，所以尽量在洗澡后进行。也推荐用热毛巾等加热后进行。

腰部按摩

1 从肋骨下到腰骨上下按摩。开始要轻，逐渐加重

2 脊柱的两侧用拇指和四根手指按摩，像挤压那样按摩

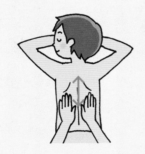

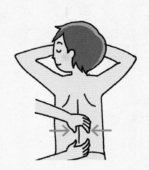

3 从大腿根部到小腿，从上到下按

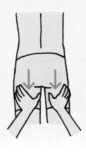

 按摩 通过用手给皮肤适度的刺激来促进血液循环和淋巴液的流动的疗法。也有缓解肌肉紧张，放松的效果。

膝盖的按摩

1 用双手按摩膝盖内侧。注意不要太用力

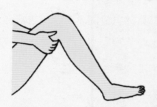

2 用大拇指和4根手指按摩小腿，从下到上螺旋状揉开

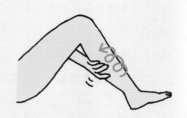

3 从膝盖到大腿根缓慢地按摩

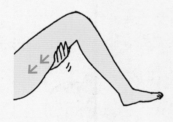

4 在大腿的前侧来回地捏住、放开，捏住、再放开

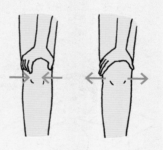

5 用大拇指和食指扭住膝盖碗儿，上下左右轻轻摇动

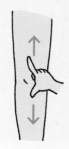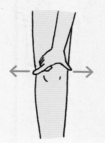

6 把手放在膝盖上，用整个手掌覆盖住膝盖，上下左右慢慢活动

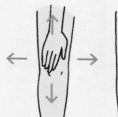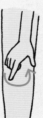

抵御寒冷最适合的沐浴法

在家就能做的简单温热疗法

对于腰痛和膝盖痛来说寒冷是禁忌。肌肉紧张，血液循环不好就会变得越来越痛。在家加热身体最简单的方法就是沐浴。只是简单的泡澡也能起到温热的效果，但是推荐效果更好的"冷热交替浴"。

只是一会儿用温水一会儿用凉水的简单温热疗法。

最适合抵御寒冷的对策　冷热交替浴

通过冷水热水交替进行来促进血液循环，提高新陈代谢

1 在 40 ～ 42℃ 的水中浸泡 10 分钟左右，让身体充分温热

2 在患处用 15 ～ 20℃ 的冷水淋浴

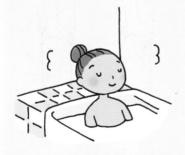

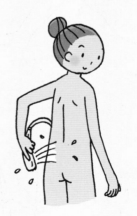

3 再进入热水中浸泡 5 分钟左右让身体温热

4 重复进行②～③ 5 次左右

用语解说　**温热疗法**　利用热度、电磁波、超音波等能量加热身体，起到促进血液循环、缓和疼痛、放松等效果的疗法。

有效利用沐浴时间 沐浴中的伸展运动

有浮力，身体也温暖，所以能够轻松地做伸展运动

❶ 用双手把单侧膝盖抱到胸前，保持 10 秒。另一侧也进行同样的动作

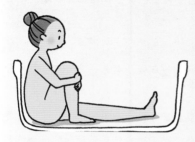

❷ 把两个膝盖都抱到胸前，保持 10 秒。这个时候让脚尖浮起一点

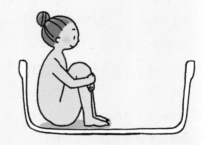

❸ 用双手抱住一个膝盖内侧，拉至胸前保持 10 秒。另一侧也进行同样的动作

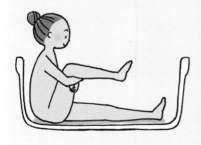

❹ 用双手抱住双腿的膝盖内侧，拉至胸前保持 10 秒

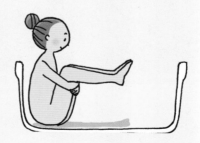

浴缸狭窄以及容易滑倒的情况下要十分注意
有慢性病的人要咨询医生

努力过战胜腰痛、膝盖痛的生活

以不屈服于疼痛的强烈心情来克服

　　一有腰痛或膝盖痛的话就会懒得动，往往会待在家里闭门不出。行动就会变得消极，就会更加觉得痛，并且肌肉能力会降低，身体机能也会下降，逐渐地就会导致运动障碍。

　　运动障碍是能够预防并且可以恢复的疾病。

　　现在就着眼于某个机能，带着自己的兴趣与目标，考虑一下好好地保持骨头和肌肉的状态，强化机能的方法吧！

　　在因为疼痛而感到困扰的时候，不仅要去医疗机构接受适当的治疗，还要在日常生活中，避免给腰腿增加负担的动作，并且进行伸展运动和肌肉训练等适当的运动。

　　例如即使不能持续行走30分钟，那么稍作休息可能就可以行走了。也有使用拐杖或手推车才能走的人吧！

　　因为老化出现的腰痛和膝盖痛有些也是没办法的，想通这个也很重要。

　　即使有疼痛也不要害怕它，以自己的方式享受人生吧！

　　有着开朗积极的心情，克服疼痛，远离运动障碍，更长久地将自己的身体机能保持下去。

 用语解说　　**手推车**　市面上出售的叫作银色车或步行车的步行辅助工具。起到防止跌倒的作用，并且可以载上休息用的凳子等支持外出的功能。

参 考 文 献

● 《超级图解 腰痛、膝盖痛》
　　星川吉光主编（法研）

● 《超级图解 坐骨神经痛》
　　久野木顺一主编（法研）

● 《超级图解 变形性股关节症、膝关节症》
　　柳本繁主编（法研）

● 《快速理解 解除腰痛、膝盖痛》
　　柳本繁监修（法研）

● 《自己预防、治疗 腰痛、膝盖痛》
　　带津良一 都筑畅之主编（法研）

● 《名医谈最新、最好的治疗 腰部椎管狭窄症、腰椎椎间盘脱出 最佳精选系列》
　　高桥宽、远藤健司、渡边航太、江幡重人、种市洋、和田明人、渡边雅彦、大岛正史、曾雌茂、川端茂德、
　　出泽明著

● 《这样就放心了！腰痛、坐骨神经痛》
　　户山芳昭主编（高桥书店）

● 《增刊NHK今日健康 腰痛》
　　菊地臣一总主编（NHK出版）

● 《增刊NHK今日健康 肩痛、腰痛、膝盖痛》
　　伊藤达雄总主编（NHK出版）

● 《NHK电视教材 今日健康2014年4月号、5月号、12月号》
　　（NHK出版）

● 《MISt手艺中的经皮椎弓根螺旋法 基础与临床应用》
　　日本MISt研究会（三轮书店）

● 《运动障碍宣传册 2015年度版 运动障碍综合征》
　　公益社团法人 日本关节外科学会

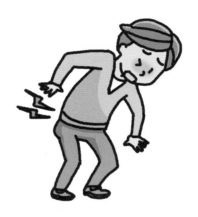

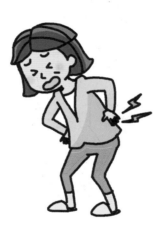

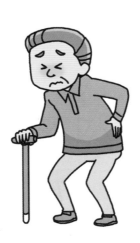